Chronische Polyarthritis
Diagnose, Verlauf, Therapien

Dr. med. Wolfgang Brückle

Chronische Polyarthritis

Diagnose, Verlauf, Therapien

Urania

Zum gleichen Themenbereich sind im Urania Verlag erschienen:
Dr. med. Wolfgang Brückle: Fibromyalgie. Das unbekannte Rheuma. ISBN 3-332-00613-4
Dr. med. Wolfgang Brückle: Ist das Rheuma, was ich habe? Antworten auf Patientenfragen.
ISBN 3-332-01013-1
Prof. Dr. med. G. Wessel, S. Carlsson: Die erfolgreiche Rheuma- und Gicht-Diät für niedrige
Harnsäurewerte. ISBN 3-332-00590-1.

Die Deutsche Bibliothek – CIP-Einheitsaufnahme
Ein Titeldatensatz für diese Publikation ist bei
Der Deutschen Bibliothek erhältlich.

www.dornier-verlage.de
www.urania-verlag.de

© 2001 by Urania Verlag
in der Dornier Medienholding GmbH, Berlin

Umschlaggestaltung: Behrend & Buchholz,
Hamburg
Fotos: Dr. Wolfgang Brückle
Graphiken S. 27, 28, 34: Dr. Wolfgang Brückle
Zeichnung S. 9: Jana Holeschovsky
Lektorat: Claudia Huboi
Druck: Westermann Druck Zwickau
Printed in Germany

ISBN 3-332-01183-9

04 03 02 01   4 3 2

Inhalt

Geleitwort

Trotz der relativ großen Zahl der Betroffenen und der besonderen Schwere der Erkrankung gibt es in der Öffentlichkeit keine rechte Vorstellung von der chronischen Polyarthrits oder rheumatoiden Arthritis, wie sie auch zunehmend bezeichnet wird. Als Betroffene stoßen wir daher in der Öffentlichkeit und im eigenen Bekanntenkreis immer wieder auf Nicht-Wissen, Unverständnis und Vorurteile.

Wir von der Deutschen Rheuma-Liga halten es daher für wichtig und dringlich, auf die besondere Situation der an rheumatoider Arthritis erkrankten Menschen aufmerksam zu machen und über die Besonderheiten dieser Krankheit zu informieren.

Für die Betroffenen selbst sind auch für Laien verständliche Informationen zu moderner Diagnostik, operativen Verfahren und Gelenkersatz wie auch Hinweise und Tipps zum alltäglichen Leben mit dem Gelenkrheuma unabdingbar. Denn die Krankheit ist zwar nach wie vor unheilbar, es gibt aber Wege, die Gelenkzerstörungen aufzuhalten, und man kann lernen, mit den Einschränkungen zurechtzukommen.

Deswegen setzen wir uns dafür ein, dass sich Angebote der Patientenschulung, wie sie vom Autor hier beschrieben werden, zukünftig überall in den Reha-Einrichtungen und in den fachärztlichen Praxen durchsetzen.

In jüngster Zeit sind zudem weitere Medikamente entwickelt worden, die neue Hoffnung unter anderem bei jenen Patienten wecken, die sonst kaum noch Hoffnung haben. Welche Chancen damit eröffnet werden, bleibt jedoch abzuwarten, denn Langzeitstudien liegen noch nicht vor.

Als Präsidentin unserer Hilfs- und Selbsthilfegemeinschaft will ich all jenen Mut zusprechen, die vielleicht in Resignation und Isolation mit der rheumatoiden Arthritis leben: Tauschen Sie sich aus mit anderen Betroffenen, nutzen Sie die Möglichkeiten der Hilfe zur Selbsthilfe!

Ihre

Dr. Ing. habil. Christine Jakob
Präsidentin
der Deutschen Rheuma-Liga

Vorwort

Laotse schlief und träumte, er sei ein Schmetterling.
Beim Erwachen fragte er sich: »Bin ich ein Mensch,
der geträumt hat, er sei ein Schmetterling?
Oder bin ich ein schlafender Schmetterling, der träumt,
er sei ein Mensch?«

Die Vereinten Nationen haben die Dekade 2000 – 2010 zum Jahrzehnt der Knochen und Gelenke erklärt. Diese Initiative hat zum Ziel, die Erkrankungen der Bewegungsorgane und die damit verbundenen Probleme der breiten Bevölkerung näher zu bringen. Darüber hinaus sollen Versorgungsmängel aufgezeigt und die Forschung angeregt werden. Es gibt noch viel zu tun. Nach neuesten Angaben des Deutschen Rheuma-Forschungszentrums Berlin werden weniger als ein Viertel der Menschen mit entzündlichen Gelenkerkrankungen in Deutschland adäquat behandelt.

Für das Jahr 2001 hat die Deutsche Rheuma-Liga die chronische Polyarthritis in den Mittelpunkt ihrer Aktivitäten gestellt.

So ist es ein guter Zeitpunkt, jetzt einen Patientenführer über die chronische Polyarthritis, die aufgrund ihrer Häufigkeit wichtigste entzündlich-rheumatische Erkrankung zu schreiben. Das Buch soll in erster Linie den Betroffenen helfen, ihre Erkrankung zu verstehen und die vielfältigen Therapiemöglichkeiten kennen zu lernen. Ein besonderer Schwerpunkt liegt bewusst auf den medikamentösen Therapien – insbesondere auf jenen Substanzen, die den langfristigen Verlauf beeinflussen können. Denn durch entsprechende Studien konnte jetzt erstmals schlüssig nachgewiesen werden, dass der Krankheitsverlauf nicht immer schicksalhaft vorgegeben ist, sondern dass er sich nachhaltig beeinflussen lässt.

Das vorliegende Buch ist aber auch als Information für die Familien der Erkrankten gedacht, für Therapeuten, Angehörige helfender Berufe und nicht zuletzt für Angestellte der Verwaltungen im Gesundheitssektor, die über die Natur der Erkrankungen und deren Therapien informiert sein müssen, da von ihnen wichtige Kostenentscheidungen abhängen.

Rheumabegriff – Historie – Verbreitung

Immer häufiger wird die chronische Polyarthritis auch als rheumatoide Arthritis (RA) bezeichnet.

Die CP ist die häufigste entzündlich-rheumatische Erkrankung.

Im allgemeinen Sprachgebrauch wird die chronische Polyarthritis (abgekürzt CP) häufig Rheuma genannt. Diese Sprachunschärfe kann jedoch zu Missverständnissen führen; denn Rheuma ist die Abkürzung für den »Rheumatischen Formenkreis«, also die Gesamtheit der rheumatischen Krankheiten.

Der »rheumatische Formenkreis« umfasst nach der Definition der Weltgesundheitsorganisation WHO alle Erkrankungen an den Bewegungsorganen (Knochen, Gelenke, Bänder, Sehnen und Muskeln), die mit Schmerzen und

oft auch Bewegungseinschränkungen einhergehen.

Das Krankheitsbild der CP wurde erstmals 1853 von dem französischen Arzt Charcot beschrieben. Etwas später kam in England der Name »rheumatoid arthritis« auf, der bei uns zu dem Begriff »rheumatoide Arthritis« führte.

In der zweiten Hälfte des 19. Jahrhunderts ist das »rheumatische Fieber« als akuter Rheumatismus von anderen Gelenkerkrankungen unterschieden worden. Chronische Verläufe des rheumatischen Fiebers wurden damals in Deutschland als sekundär chronische Polyarthritis bezeichnet. Dadurch ergab sich für die CP der Name »primär chronische Polyarthritis« (pCP), ein seit Jahrzehnten veralteter Begriff.

Die Häufigkeit der CP liegt in Westeuropa bei 1 %. In Deutschland leben demnach etwa 800.000 Menschen mit dieser Erkrankung. Da die CP mit dem Alter zunimmt, sind etwa 2 % der über 55-Jährigen betroffen. Wie bei allen Autoimmunerkrankungen zeigt das Geschlechtsverhältnis auch bei der CP mit 1:3 ein Überwiegen der Frauen. Ursache hierfür sind hormonell bedingte Unterschiede des Immunsystems und seiner Reaktionen.

Die vier großen Gruppen des »rheumatischen Formenkreises«

- Entzündliche Gelenk-, Wirbelsäulen- und Weichteil-Erkrankungen (z. B. CP, Arthritis bei Schuppenflechte, Morbus Bechterew, Systemischer Lupus erythematodes)
- Degenerative Gelenkerkrankungen (Arthrosen) und degenerative Wirbelsäulenerkrankungen (z. B. Spondylosen, Bandscheibenerkrankungen)
- Nichtentzündliche Weichteil-Erkrankungen (z. B. Tennisellbogen, schmerzhaftes Schultersyndrom, Fibromyalgie-Syndrom)
- Pararheumatische Erkrankungen, meist als Folgen von Stoffwechselkrankheiten (z. B. Rückenschmerzen aufgrund osteoporotischer Wirbelveränderungen, Gelenkbeschwerden durch Zuckerkrankheit, Gicht)

Wie ist ein Gelenk aufgebaut?

Bevor der Krankheitsprozess dargestellt wird, müssen wir zunächst einen Blick auf den Aufbau und die Funktion des Gelenkes werfen: Unter Gelenken verstehen wir die bewegliche Verbindungsstelle von zwei Knochen. Die beiden Gelenk bildenden Knochenanteile sind von der Form so aneinander angepasst, dass der eine Teil meist einer Pfanne, der andere dem hierzu passenden Kopf entspricht. Ist der Pfannenteil schlecht ausgebildet, wie das beispielsweise am Knie der Fall ist, so stabilisieren halbmondförmige Knorpelscheiben (Meniskus) die Passform der Knochen. Um den Kontakt im Gelenk weich und reibungsarm zu gestalten, sind die sich berührenden Knochenteile mit einer dünnen Knorpelschicht überzogen. Die Ernährung des Knorpels erfolgt über die Gelenkflüssigkeit, da der Knorpel selbst keine Blutgefäßversorgung besitzt. Der Abschluss des Gelenkes nach außen erfolgt durch die Gelenkkapsel, die an ihrer Innenseite von der hauchdünnen Gelenkinnenhaut (Synovialis) bedeckt ist. Die Gelenkinnenhaut dient nicht nur der Knorpelernährung, sondern bildet auch elastische Bestandteile für ein weiches Aufeinandergleiten der Gelenkteile. Für die Stabilität bei der Bewegung sind Bänder und Muskeln verantwortlich.

Die Bänder sind starr, sorgen für die Gelenkführung und begrenzen auch den Bewegungsspielraum. Die Muskeln dagegen können sich aktiv zusammenziehen und damit das Gelenk bewegen. Die »Gegenspieler-Muskeln« werden dabei gedehnt und verlängert. Die Muskeln setzen nicht direkt am Knochen an, sondern sind durch ein nicht dehnbares Faserband, die Sehne, im Knochen verankert. An besonders beanspruchten Stellen, z. B. im Fuß- und Handbereich, sind die Sehnen zum Schutz vor dem Durchreiben durch eine Sehnenscheide umhüllt, die wie die Gelenkinnenhaut ein Gleitmittel absondert. Vor Knochenvorsprüngen liegen ebenfalls zum Schutz der Sehnen Schleimbeutel (Bursen).

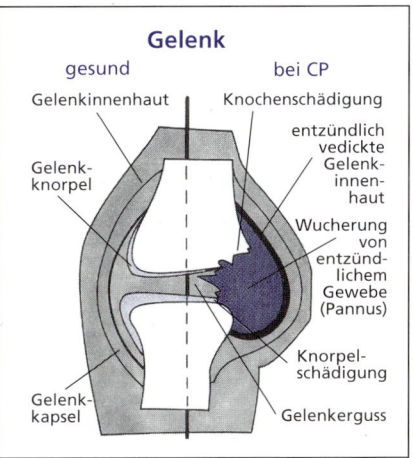

Gelenkveränderungen durch CP.

Gelenk

gesund · bei CP

Gelenkinnenhaut · Knochenschädigung

entzündlich vedickte Gelenkinnenhaut

Gelenkknorpel

Wucherung von entzündlichem Gewebe (Pannus)

Knorpelschädigung

Gelenkkapsel · Gelenkerguss

Ursachen der CP

Die genauen Ursachen der CP sind – wie auch bei anderen entzündlich-rheumatischen Erkrankungen – bis heute nicht genau geklärt.

Eine Rolle bei der Auslösung der Erkrankung spielen sicher ererbte Faktoren. Hierfür spricht, dass bei CP-Kranken gehäuft bestimmte Gewebsmerkmale vorkommen, die wie die Blutgruppen unveränderlich und ein Leben lang nachweisbar sind. Sie liegen jedoch nur bei einem Teil der Erkrankten vor. Das bekannteste Merkmal ist das Gewebsantigen HLA-DR 4. Das Vorhandensein solcher Erbfaktoren bedeutet aber nicht, dass die CP eine Erbkrankheit im herkömmlichen Sinn ist. Die Wahrscheinlichkeit, dass die Kinder eines Vater oder einer Mutter mit CP ebenfalls an dieser Krankheit leiden werden, liegt nicht viel höher als bei der Gesamtbevölkerung.

Als eigentlicher Auslöser der Erkrankung wurden schon vor vielen Jahrzehnten Bakterien, aber auch Viren verdächtigt. Diese Erreger oder bestimmte Teile von ihnen könnten eine Fehlsteuerung des Immunsystems, des menschlichen Abwehrsystems, auslösen. Außer Erregern könnte auch verändertes körpereigenes Material, z. B. Teile von Zellen, als Auslöser wirken.

Als Folge kann das Immunsystem nun nicht mehr zwischen bestimmten körpereigenen Geweben und fremden Zellen unterscheiden und greift körpereigenes Gewebe, beispielsweise Gelenkbestandteile, an. Erkrankungen mit dieser fehlenden »Freund-Feind-Erkennung« bezeichnet man auch als Au-

Defekte an den Köpfen der Oberarmknochen.

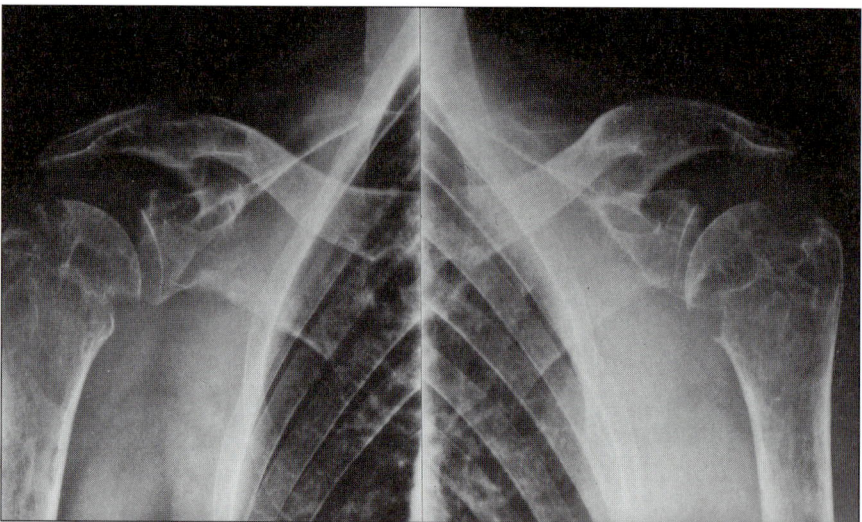

toimmunkrankheiten. Bei der CP richtet sich der so entstandene Entzündungsprozess vor allem gegen die Innenhaut der Gelenke, gegen Sehnenscheiden und Blutgefäße.

Im Gegensatz zu der noch unklaren Auslösung der CP wachsen die Erkenntnisse über die Vorgänge, die im weiteren Verlauf zur Zerstörung von Gelenkknorpel und dem gelenknahen Knochen führen. Eine besondere Rolle hierbei haben Botenstoffe, die Zytokine (griechisch, wörtl. Zellbeweger). Sie werden von Abwehrzellen, z. B. den Lymphozyten gebildet, die sich in den Gelenken einnisten. Die Zytokine können weitere Entzündungs- und Abwehr-Zellen anlocken, zum Wachstum anregen und zu bestimmten Stoffwechselschritten veranlassen. Einige Zytokine steuern die Neubildung, andere den Abbau von Bindegewebsbestandteilen. Hier stehen besonders der Tumor-Nekrose-Faktor (TNF)-alpha und das Interleukin (IL)-1 im Mittelpunkt der Forschung. Bei gestörtem Gleichgewicht der überall vorhandenen Ab- und Aufbauvorgänge von Geweben kommt es bei der CP zum übermäßigen Abbau von Knorpel und Knochen. Durch die

Zytokine werden auch Allgemeinsymptome, wie Müdigkeit, Fieber, Gewichtsverlust und Osteoporose ausgelöst.

Die hauchdünne Gelenkinnenhaut, die Synovialis, ist von der rheumatischen Entzündung zuerst betroffen. Sie wird nun stärker durchblutet, verdickt sich und setzt vermehrt Gelenkflüssigkeit (Synovia) frei. Es entsteht ein Gelenkerguss, der jedoch nicht mehr die günstigen »Schmiereigenschaften« der gesunden Gelenkflüssigkeit besitzt. Zusätzlich entstehen bei dem Entzündungsprozess knorpelschädigende Substanzen. Durch seine Größe kann der Gelenkerguss die Gelenkkapsel und die Bänder überdehnen. Die Folge ist eine schlechtere Gelenkführung, die frühzeitigen Gelenkverschleiß begünstigt. Schließlich wächst die verdickte Gelenkinnenhaut (Pannus) mit ihren Ausläufern in den Knorpel ein und unterminiert ihn. Wenn keine erfolgreichen Gegenmaßnahmen einsetzen, dringt der Pannus auch in den gelenknahen Knochen ein mit Ausbildung von Löchern und Höhlen. Diese Defekte sind als Krankheitszeichen der CP gut auf dem Röntgenbild erkennbar.

Krankheitsverlauf und Diagnose der CP

Krankheitsverlauf

In manchen Fällen bilden sich die Beschwerden für einige Zeit völlig zurück, in wenigen Fällen für immer.

Erste Zeichen einer beginnenden CP können ein einziges oder wenige schmerzende Fingergelenke bzw. ein bei Bewegung sehr empfindliches Handgelenk sein. Manchmal bestehen schon zu Beginn der Erkrankung verdickte, geschwollene Gelenke. Am Morgen bemerken die Betroffenen eine Steifigkeit der jeweiligen Gelenke, die nach einer halben Stunde oder auch erst nach Stunden zurückgeht. Auch allgemeine Krankheitszeichen wie rasche Erschöpfung, Nachtschweiß, leichtes Fieber,

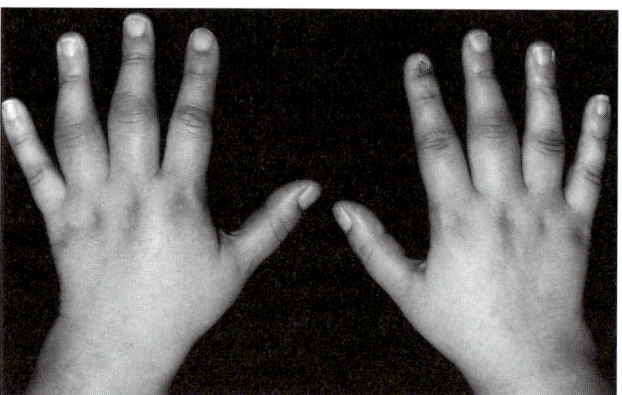

Schwellung der Fingergelenke.

Appetitlosigkeit, Gewichtsabnahme und allgemeines Unwohlsein können in dieser Phase auftreten.

Wie bei jeder Erkrankung findet man auch bei der CP unterschiedlichste

Krankheitsverläufe. So gibt es ganz milde Formen, bei denen die Erkrankung nur mit Mühe und nach langer Zeit überhaupt diagnostiziert werden kann. Hier fehlen auch meist bleibende Gelenkveränderungen. Daneben existieren schubartige Verläufe mit manchmal langen beschwerdefreien Intervallen. Schließlich treten auch hoch aktive Formen der Erkrankung auf, bei denen es in kurzer Zeit zu Gelenkzerstörungen sowie zu Komplikationen kommen kann. Hier ist die Behandlung mit sehr starken Medikamenten notwendig.

Unterschiedlich ist auch die Verteilung der befallenen Gelenke. Obwohl prinzipiell jedes Gelenk betroffen sein kann, gibt es viele Verläufe, die sich auf Handgelenke und Finger, eventuell zusätzlich Knie und Füße beschränken. Unbeeinflusst von nachhaltig wirksamen Medikamenten werden die Gelenkbeschwerden und -schwellungen in den ersten Jahren in der Regel zunehmen. Wenn die Erkrankung nach zwei bis drei Monaten keine spontane Rückbildungstendenz zeigt, sollte zusätzlich zu kurzfristig wirksamen Antirheumatika eine so genannte Basis- oder Langzeit-Therapie eingeleitet werden, welche die Aufgabe hat, das Fortschreiten der Krankheit zu bremsen (s. S. 34 ff.).

Neben der Ausdehnung des Gelenk-befalls ist die Krankheitsaktivität eine wichtige Messgröße, um eine Zunahme oder eine Beruhigung der CP festzustel-len. Entzündungszeichen sind die Schwellung, die Rötung, die Überwär-mung, der Schmerz und die gestörte Funktion von Gelenken. Entzündung drückt sich zusätzlich am angegriffenen Allgemeinbefinden (Schwäche, schnelle Erschöpfung usw.) aus sowie an den Entzündungszeichen im Blut (s. S. 23).

Grundsätzlich kann jedes Gelenk einschließlich der Kiefergelenke und der Gelenke der Halswirbelsäule befallen werden. Sehr selten betroffen sind bei der CP die Fingerendgelenke.

Die rheumatische Entzündung zeigt sich über die Gelenke hinaus auch an Sehnenscheiden und Schleimbeuteln. Sehnenscheidenentzündungen sind vor allem im Hand- und Fußbereich als längliche Schwellungen im Verlauf der Sehnen sichtbar. Wenn Sehnen über auf-geraute Knochenkanten führen, können sie auffasern und unter Umständen reißen.

Manchmal wird durch den Gelenker-guss die Gelenkhöhle in eine Richtung sackartig erweitert. Dies kommt in be-sonderem Maße am Kniegelenk vor. Es entsteht eine so genannte Baker-Zyste, die sich in der Kniekehle ertasten lässt und die Beugung behindert. Gelegent-lich kann sie sich auch in die Wade vor-wölben und durch Abdrücken der Venen zu einer Unterschenkelschwel-lung führen. Mit einer Ultraschallunter-

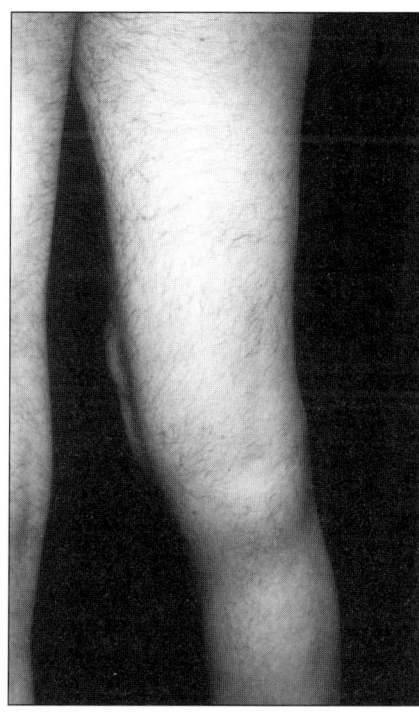

Baker-Zyste in der rechten Kniekehle.

suchung ist die Baker-Zyste einfach nachzuweisen.

Prinzipiell verläuft die CP chronisch, d. h. über Jahre und Jahrzehnte. Wie die Erkrankung im Einzelfall ausgeht, ist von der individuellen Verlaufsform der CP, aber auch der konsequenten Thera-pie abhängig. Manchmal kommt es noch nach vielen Jahren zu einem spon-tanen Rückgang der Krankheitsakti-vität.

Eine Schwangerschaft führt in den ersten Monaten fast immer zu einer Minderung der Gelenkbeschwerden, bei drei Vierteln der Fälle sogar zu einer sehr guten Verbesserung. Mit großer Wahrscheinlichkeit sind dafür hormo-

Die Krank-heitsaktivität misst man an der Ent-zündung.

Verteilung des Gelenk- befalls.

Ziel ist es, durch frühe und konse- quente medi- kamentöse Therapie den Verlauf so günstig wie möglich zu gestalten und durch Gelenk- schutz sowie qualifizierte Krankengym- nastik die Ge- lenke zu schützen bzw. beweglich zu halten.

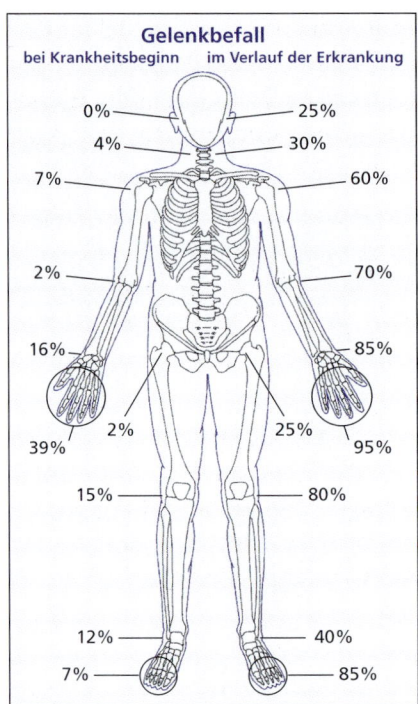

Gelenkbefall
bei Krankheitsbeginn   im Verlauf der Erkrankung

0%	25%
4%	30%
7%	60%
2%	70%
16%	85%
39% 2%	25% 95%
15%	80%
12%	40%
7%	85%

CP«. Die Folgen der Erkrankung wer- den dann aber weiterhin in einer Behin- derung durch die geschädigten, meist deformierten, in der Beweglichkeit ge- hemmten, schmerzhaften Gelenke lie- gen. In diesem Stadium haben reine Schmerzmittel und der Gelenkersatz ei- nen wesentlich höheren Stellenwert als bei den frühen und den entzündlichen Krankheitsstadien.

Ist die Aktivität der Erkrankung deut- lich zurückgegangen und die CP zum Stillstand gelangt, so ist das Ziel der Bemühungen erreicht, die Krankheit ist in »Remission« gekommen. Als relativ guter Erfolg ist oftmals eine Teilremissi- on zu verzeichnen; diese bedeutet zwar keinen völligen, aber dennoch deutli- chen Rückgang der Krankheitssympto- me.

nelle Wirkungen verantwortlich. Aber leider gelingt es außerhalb der Schwan- gerschaft nicht, diesen Effekt durch Hormonpräparate zu erzielen. Wenige Wochen nach der Entbindung steigt die Krankheitsaktivität wieder an, in man- chen Fällen überaus heftig.

Wenn die Erkrankung Jahrzehnte hoch aktiv war, wird sie bei schwerer Schädigung der Gelenke im Spätstadi- um weniger Aktivität zeigen. Man spricht dann auch von »ausgebrannter

Die Remission lässt sich klar definieren. Sie ist erreicht, wenn:
- die Morgensteifigkeit weniger als 10 Minuten beträgt
- keine Müdigkeit mehr besteht
- keine Gelenkschmerzen mehr vor- handen sind.
- sich an den Gelenken kein Druck- oder Bewegungsschmerz zeigt
- keine Schwellung mehr über Gelen- ken oder Sehnenscheiden besteht
- die Blutsenkung normale Werte zeigt

Diagnose

Die Diagnosestellung einer CP erfolgt nach den international anerkannten Kriterien des American College of Rheumatology aus dem Jahre 1987: Für die Diagnosestellung sollen vier der sieben Kriterien erfüllt sein, die ersten vier über einen Zeitraum von mindestens 6 Wochen:

1.	Morgensteifigkeit	mindestens eine Stunde Dauer
2.	Schwellung	von mindestens drei Gelenken
3.	Arthritis	Entzündungzeichen an Fingergrund- oder Fingermittelgelenken oder Handgelenken
4.	Symmetrische Arthritis	gleicher Gelenkbefall auf beiden Körperseiten
5.	Rheumaknoten	an typischen Stellen (s. S. 17)
6.	Rheumafaktor	nachweisbar
7.	Röntgenveränderungen	gelenknahe Osteoporose oder Defekte an den betroffenen Gelenken

Folgeerkrankungen und Komplikationen

Osteoporose

Eine Begleiterscheinung jeder entzündlichen Gelenkerkrankung ist nicht nur eine Abnahme der Muskulatur, sondern auch eine Abnahme des Knochenmineralgehaltes, den man in leichten Fällen Osteopenie, bei starker Ausprägung Osteoporose nennt. Dieses zusätzliche und von ererbten und anderen Faktoren unabhängige Osteoporoserisiko bei der CP beruht:

- auf dem rheumatischen Entzündungsprozess, der über seine Botenstoffe auch die Osteoklasten, die knochenabbauenden Zellen aktiviert.
- auf Bewegungmangel aufgrund von Schmerzen und Bewegungseinschrän-

Bei Verlaufskontrollen ist es ratsam, stets die gleiche Methode zu benutzen, nach Möglichkeit sogar dasselbe Gerät.

kung. Hierdurch ist die Belastung auf die Knochen und damit auch der Reiz zum Knochenaufbau vermindert.

- Zusätzlich kann die Osteoporose auch durch Kortison-Medikation gefördert werden und erfordert in diesem Fall eine Begleitmedikation mit Osteoporosemitteln (s. S. 42 f.)

Für einen Patienten mit CP, der sich aufgrund seiner Schmerzen kaum bewegen kann, ist es sinnvoll, kurzfristig Kortison zu nehmen, um damit Entzündung und Beschwerden zu reduzieren. Dadurch lassen sich Beweglichkeit und Belastbarkeit steigern und die Faktoren unterstützen, die gegen die Osteoporose arbeiten.

Über lange Zeit entwickelt sich die Osteoporose schleichend. In der Regel treten erst Schmerzen auf, wenn Knochenbrüche bereits stattgefunden haben. Oft handelt es sich anfangs um Mikrofrakturen, die sich im Röntgenbild erst nach einiger Zeit und durch Eindellungen im Dach und im Boden der Wirbelkörper (Fischwirbel) zeigen. Leider gibt es bisher noch keine brauchbare Labormethode, um die Osteoporose zu erkennen. Dies ist nur mit Knochendichtemessungen möglich und seit jüngster Zeit auch mit speziellen Ultraschalluntersuchungen.

Osteoporose-Prophylaxe
- Kalziumreiche, vollwertige Ernährung
- evtl. Zufuhr von Vitamin D, v. a. in der dunklen Jahreszeit
- körperliche Aktivität
- evtl. Hormonersatz bei Frauen mit früher Menopause
- Reduzierung von Genussmittelmissbrauch
- im Alter Sturzprophylaxe, d. h.
  - Wohnung ohne Schwellen, ohne lose Teppiche etc.
  - Haltegriffe im Bad
  - Vorsicht mit Schlafmitteln wegen nächtlicher Sturzgefahr

Sekundäre Arthrose

Mit der CP können andere rheumatische Erkrankungen einhergehen oder sogar durch die Gelenkentzündung begünstigt werden. Dies gilt auch für den Gelenkverschleiß, die Arthrose. Wie jede Form chronischer Gelenküberlastung oder wie eine Gelenkverletzung führt die CP – selbst nach Rückgang der Entzündung – an einem Arthritisgelenk wesentlich früher zu einer Arthrose, als statistisch zu erwarten wäre. Da man in diesem Fall die Ursache der Arthrose kennt, wird sie »sekundäre« Arthrose genannt.

Nicht entzündlicher Weichteilrheumatismus

Auch nicht entzündlichen Weichteilrheumatismus sieht man gelegentlich als »Begleiter« gerade einer milden oder gebesserten Polyarthritis bzw. im Spätstadium der Erkrankung. Dies gilt auch für die generalisierte Form des Weichteilrheumatismus, das Fibromyalgie-Syndrom.

Bakterielle Arthritis

Eine ernste Komplikation ist die bakterielle Arthritis, die eigentlich nur bei äußerst schweren Verläufen einer CP auftritt. Gefährdet sind Patienten mit schlechtem Allgemeinzustand, verminderter Infektabwehr und Hautverletzungen. Vor allem an den Füßen ist auf kleine Verletzungen zu achten, da durch diese leicht Bakterien in den Körper eindringen können. Fieber kann ein Warnsignal einer bakteriellen Infektion sein, ebenso schnell und stark ansteigende Entzündungszeichen und Leukozyten im Blut.

Rheumaknoten

Bei der Mehrheit der CP-Patienten wird der so genannte Rheumafaktor im Blut gefunden (s. S. 24). Von diesen entwickelt ein kleiner Teil Rheumaknoten, linsen- bis haselnussgroße Knoten an den Streckseiten der Gelenke. Sie treten vor allem an Fingergelenken, Handgelenken, Ellbogen und über der Achillessehne auf. Es handelt sich dabei um eine Gewebereaktion auf den Autoimmunprozess. Die Knoten selbst sind weder schmerzhaft noch gefährlich, können aber z. B. an der Ferse oder am Ellbogen störend wirken und sollten in diesem Fall entfernt werden.

Äußerst selten können Rheumaknoten auch in einem Organ auftreten; hier werden sie dann meist nur durch Zufall entdeckt, z. B. bei einer Röntgenaufnahme der Lunge.

Rheumaknoten.

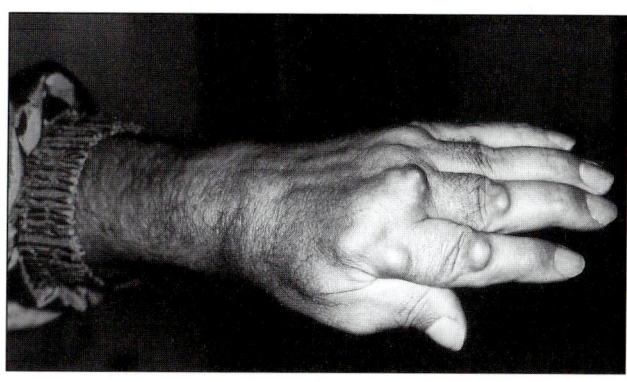

Karpaltunnel-Syndrom

Ein Karpaltunnel-Syndrom tritt auf, wenn durch Schwellung im Handgelenk auf Nerven, die zwischen den Hand-

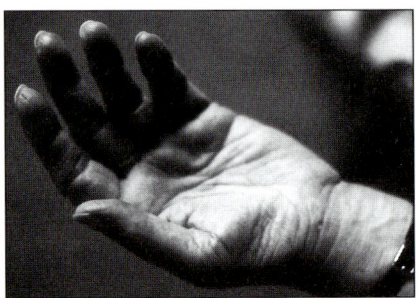

Karpaltunnel-Syndrom. Am Daumenballen wird der Muskelabbau erkennbar.

wurzelknochen liegen, Druck ausgeübt wird. Folgen sind meist nachts auftretende Schmerzen in den Händen, Gefühlsstörungen der Finger und Kraftverlust im Daumen. Bei fortschreitenden Beschwerden kann die Störung der Nervenübertragung beim Neurologen durch Messung der »Nervenleitgeschwindigkeit« bestätigt werden. Durch eine kleine Operation (Spaltung des Ringbandes an der Handgelenksvorderseite) lassen sich die Beschwerden beseitigen.

Befall der Halswirbelsäule

Der Befall der Halswirbelsäule im Rahmen der CP ist nicht selten. Man versteht darunter eine Entzündung der Bandscheiben und Halswirbel, der kleinen Wirbelgelenke und der Bänder. Die Folge ist eine Lockerung der Verbin-

Vor jeder Operation mit Beatmung (Intubation) sollte eine Röntgenaufnahme der Halswirbel vorliegen!

dung zwischen einzelnen Wirbeln und ein Verrutschen gegeneinander (Subluxation). Die Veränderungen sind auf dem Röntgenbild meist gut sichtbar und müssen im weiteren Verlauf kontrolliert werden. Gefahr droht, wenn diese Verschiebung zu einer Quetschung des Halsmarkes führt. Diese Komplikation tritt meist bei schwerer und fortgeschrittener Gelenkerkrankung auf. Die Betroffenen verspüren eine Gefühlsstörung in den Armen oder Beinen, Schwindel oder Gleichgewichtsstörung beim Gehen. In diesen Fällen ist eine neurologische Zusatzuntersuchung notwendig. Bei Veränderungen ohne Druck auf das Rückenmark ist das Tragen eines Halskragens bei möglichen Gefahrensituationen, z. B. beim Autofahren empfehlenswert. Andernfalls kann ein Wirbelgleiten mit den beschriebenen Komplikationen schon bei einer sehr abrupten Kopfbewegung,

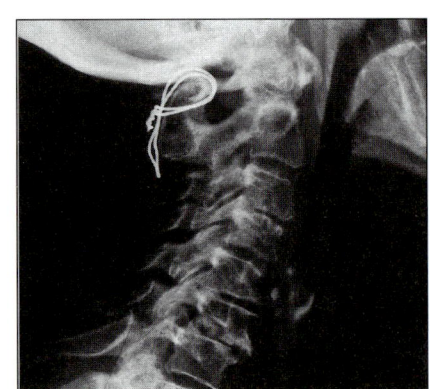

Befall der Halswirbelsäule bei CP. Zustand nach der Versteifungsoperation.

etwa einem leichten Auffahrunfall, eintreten. Bei schweren Veränderungen müssen die verschobenen Wirbelkörper prophylaktisch durch eine Versteifungsoperation stabilisiert werden.

Vaskulitis

Eine andere, seltene Komplikation der CP ist eine Gefäßentzündung (Vaskulitis), die sich prinzipiell an jedem Organ

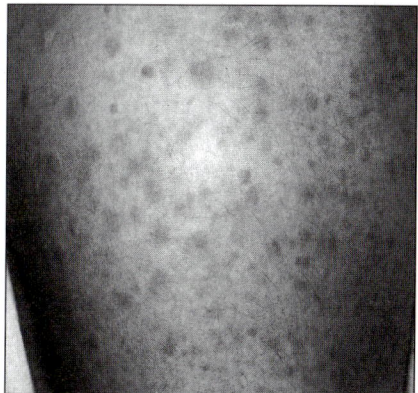

Vaskulitis der Haut.

auswirken kann. An der Haut löst die Vaskulitis oft eine blau-rote Verfärbung als Zeichen der entzündlichen Vorgänge aus, auch die Gefäßversorgung von Nerven kann in Form einer Nervenwurzelentzündung betroffen sein.

Pleuritis und Perikarditis

Relativ selten und teilweise milde verlaufen Entzündungen des Rippenfells (Pleuritis) oder des Herzbeutels (Peri-

karditis), die mit Ultraschall heute schnell festgestellt und mit kurzzeitig hohen Kortisondosen leicht behandelt werden können.

Amyloidose

Bei sehr schweren und langen Krankheitsverläufen der CP kommt es mitunter zu einer Amyloidose, einer Bildung und Ablagerung von Eiweißsubstanzen, die vor allem an der Niere zu Funktionsstörungen führen kann. Die Diagnose wird durch Nadelpunktion aus dem Unterhautfettgewebe oder der Schleimhaut des Enddarms gestellt.

Raynaud-Phänomen

Gelegentlich tritt im Verlauf einer CP das so genannte Raynaud-Phänomen auf. Ursache ist ein durch Kälte oder Stress ausgelöstes Verkrampfen von

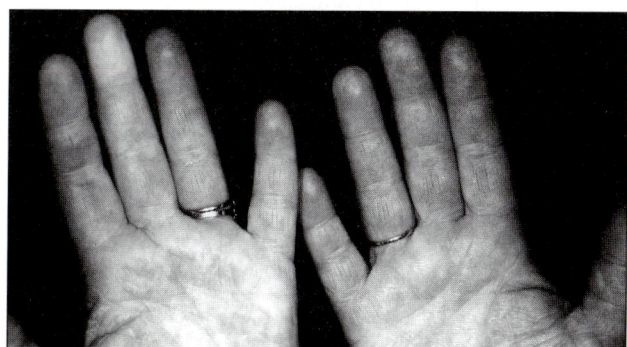

kleinen Arterien, das zu weißer, später auch bläulicher Verfärbung der betroffenen Finger, manchmal auch Zehen, führt.

Raynaud-Phänomen am linken Mittelfinger.

Sonderformen der CP

Felt-Syndrom

Felt-Syndrom nennt man eine seltene Form der CP, die nach langjährigem Verlauf zu einer Milzvergrößerung und zu einer reduzierten Zahl an weißen Blutkörperchen (Leukozytopenie) führt. Gelegentlich finden sich auch vergrößerte Lymphknoten und eine Infektneigung.

Sjögren-Syndrom bei CP

Vom Sjögren-Syndrom im Rahmen der CP sind vorwiegend Frauen betroffen. Bei dieser Variante steht neben den bekannten Krankheitszeichen eine sehr lästige Trockenheit des Auges (Keratokonjunktivitis sicca oder Xerophtalmie) mit Brennen und Jucken im Vordergrund. Zusätzlich zu dem Befall der Tränendrüsen findet sich auch eine Trockenheit des Mundes (Xerostomie) aufgrund einer Unterfunktion der Speicheldrüsen. Die Betroffenen haben ständig Durst und Mühe beim Schlucken trockener Speisen. Die Trockenheit tritt gelegentlich auch im Bereich der Scheide auf.

Alle diese Beschwerden sind durch eine gestörte Funktion der entsprechenden Flüssigkeit absondernden Drüsen bedingt und lassen sich bislang noch nicht an ihrer Wurzel bekämpfen. Umso wichtiger ist es, alle Möglichkeiten zur Linderung der Symptomatik auszuschöpfen:

- Anwendung künstlicher Tränenflüssigkeit so oft wie möglich
- Ausprobieren, welche Viskosität am besten vertragen wird
- nachts evtl. Augen-Salben verwenden
- Vermeiden von Zugluft, niedriger Luftfeuchtigkeit in Räumen und Zigarettenrauch
- Meidung von Medikamenten mit anticholinerger Wirkung (Phenothiacine, trizyklische Antidepressiva, Spasmolytika)
- Anregung der Speicheldrüsen durch zuckerfreie Drops, auch mit Zitronengeschmack oder Kaugummi (Kariesrisiko bei der Erkrankung sehr hoch!)
- Sorgfältige Mundhygiene, Zähneputzen nach jeder Mahlzeit
- evtl. Fluoridbehandlung der Zähne
- gegen Hauttrockenheit häufig Fettcreme, Hautlotion verwenden
- bei vaginaler Trockenheit Beratung beim Gynäkologen über Gleitmittel

Juvenile chronische Arthritis

Als juvenile chronische Arthritis bezeichnet man eine entzündliche Gelenkerkrankung, die bei Kindern vor dem 16. Lebensjahr begonnen hat. Die Häufigkeit beträgt etwa 1:5000. Das ist relativ selten, daher sind nur wenige Kinderkliniken auf die Diagnostik, Behandlung und Versorgung dieser Patienten und die Beratung derer Eltern eingerichtet. Frühzeitige Behandlung mit in etwa den gleichen Medikamenten wie in der Erwachsenen-Rheumatologie und intensive Krankengymnastik sind für den weiteren Verlauf von großer Wichtigkeit (s. S. 48 f.). Vier Hauptformen der juvenilen Arthritis werden unterschieden und sind in der folgenden Tabelle aufgeführt.

Auch Kleinkinder und sogar Säuglinge können an einer Arthritis erkranken.

Juvenile chronische Arthritis (JCA) – Arthritis des Kinder- und Jugendalters		
Unterformen	Beginn der Erkrankung	Verlauf
Systemische Form, Still-Syndrom	Kleinkind	ähnlich der CP, aber mit Fieber, Hautausschlag, Lymphknotenschwellung, Leber- und Milzvergrößerung, Herzbeteiligung
Polyarthritis, Rheumafaktor negativ	gesamte Kindheit	ähnlich der CP, häufig auch Befall der Kiefergelenke und Halswirbelsäule
Polyarthritis, Rheumafaktor positiv	ab etwa 10. Lebensjahr	ähnlich der CP, Rheumaknoten möglich
Oligoarthritis Typ I	Kleinkind, häufiger Mädchen	Befall weniger Gelenke, v. a. Knie- und Sprunggelenke, Augenentzündungen (Iritis)
Oligoarthritis Typ II HLA-B 27 meist positiv (s. S. 24)	Schulkind, häufiger Jungen	Befall weniger Gelenke, auch Kreuzschmerzen, Augenentzündungen (Iritis)

Morbus Still

Die Erwachsenenform (adulte Form) des Morbus Still wird zu den Sonderformen der CP gezählt. Die sehr seltene Erkrankung zeigt neben Gelenkschmerzen (häufig ohne Schwellung) abendliche Fieberschübe, blass-rosa Hautflecken und zu Beginn häufig eine Rachenentzündung. Die Untersuchung ergibt manchmal geschwollene Lymphknoten sowie Leber- und Milzvergrößerung, selten auch eine Herz- oder Lungenentzündung. Die Blutsenkung ist üblicherweise hoch, der Rheumafaktor nicht nachweisbar.

Alters-CP

Als Alters-CP bezeichnet man eine chronische Polyarthritis, die erst nach dem 60. Lebensjahr erstmals auftritt. Männer sind fast genauso häufig wie Frauen betroffen, und der Erkrankungsbeginn verläuft zumeist sehr akut. Häufig beginnt die Krankheit nur an einem oder an zwei Gelenken, vor allem an den Schultern. Wegen des häufig bei Beginn bestehenden Gewichtsverlusts und anderen schweren Allgemeinsymptomen hat es der Arzt oft nicht leicht, diese Diagnose von dem entzündlichen Muskelrheumatimus des höheren Lebensalters, der Polymyalgia rheumatica, zu unterscheiden.

Pfropfarthritis

Ebenfalls meist im höheren Alter tritt die so genannte »Pfropfarthritis« auf. Der Name rührt daher, dass sich auf eine bereits langjährig bestehende Fingerarthrose als zufällige Zweiterkrankung eine CP »aufpfropft«. Der Verlauf unterscheidet sich nicht von einer anderen CP, doch wird gelegentlich die Zweiterkrankung für einige Zeit übersehen.

Labor und andere Diagnoseverfahren

Am wichtigsten für die Diagnose einer CP sind auch heute noch die Krankheitsschilderung der Patienten (Anamnese) und die gründliche Untersuchung. Zu Beginn ist es oft nicht leicht, die genaue Art der entzündlich-rheumatischen Erkrankung festzustellen.

Erst in zweiter Linie sind die so genannten technischen Untersuchungen für die Diagnose wichtig.

Laboruntersuchungen

Von den Laboruntersuchungen ist die Bestimmung der Blutsenkung der einfachste, aber zugleich wichtigste Test. Er ist entscheidend für die Frage, ob eine entzündliche Erkrankung besteht und wie aktiv diese gemessen an Laborwerten ist. In seltenen Fällen kann die CP auch ohne Laboraktivität auftreten, verläuft dann aber meist relativ milde. Andererseits kann eine Blutsenkungserhöhung auch durch andere Entzündungen im Körper, z. B. eine Grippe oder Blasenentzündung verursacht sein.

Auf eine Entzündung können auch weitere Werte der Blutanalyse hinweisen: erhöhtes CRP (Entzündungseiweiß, C-reaktives Protein), eine veränderte Verteilung des Bluteiweißes (Elektrophorese), eine erhöhte Zahl der Blutplättchen (Thrombozyten), Blutarmut durch erniedrigten Blutfarbstoff (Anämie), die wiederum durch eine Erniedrigung des Eisenwertes im Blut verursacht wird. Diese Eisenerniedrigung im Rahmen einer Entzündung ist keine echte Mangelerscheinung, sondern das Eisen ist größten Teils im Gewebe »versteckt« und steht im Blutkreislauf nicht zur Verfügung. Bei Rückgang der Entzündung steigt der Eisenwert wieder an.

Manche Menschen haben als persönliche Variante eine stets erhöhte Blutsenkung, ohne dass eine krankhafte Ursache gefunden wird.

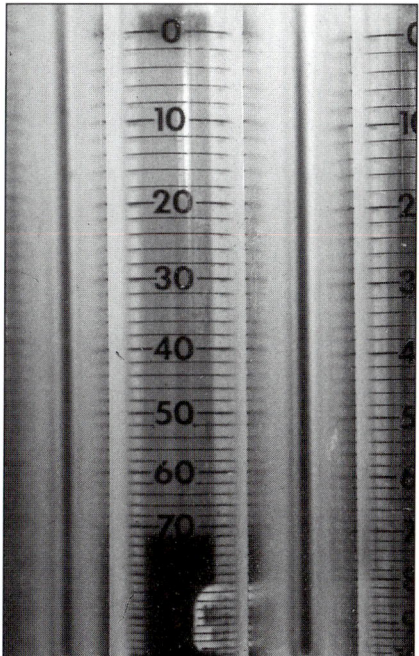

Hohe Blutsenkungsgeschwindigkeit (72 mm in einer Stunde).

Diagnoseverfahren

Trotz seines Namens gibt der Rheumafaktor keine definitive Auskunft über etwaige rheumatische Erkrankungen.

Der bekannteste Laborwert bei der CP ist der so genannte Rheumafaktor, der oft zu Missverständnissen führt: Denn trotz des bestechenden Namens kann er nicht generell eine rheumatische Erkrankung bestätigen. Dies gilt auch für die CP, bei welcher der Rheumafaktor in höchstens 70 % der Krankheitsfälle gefunden wird. Zu Beginn dieser Erkrankung ist die Häufigkeit noch niedriger. Zudem wird der Rheumafaktor aber auch bei nicht rheumatischen Erkrankungen und bei Gesunden gefunden, in höherem Lebensalter bei bis zu 10 % der Untersuchten.

Gelegentlich werden bei der CP auch Antikörper gegen körpereigene Zellbestandteile, insbesondere Zellkerne, gefunden (antinukleäre Antikörper: ANA), allerdings nur in geringer Höhe. Spezielle Antikörper unterstützen auch beim Sjögren-Syndrom die Diagnose.

Andere Blutfaktoren, die bei der CP gelegentlich bestimmt werden, sind die Gewebsverträglichkeitsantigene (HLA-System). Hierbei handelt es sich um Gewebemerkmale, die wie die Blutgruppe unveränderbar zur genetischen Ausstattung eines Menschen gehören. Sie wurden in den Anfängen der Transplantationsmedizin erforscht und sind für die Frage, ob ein Fremdorgan vertragen oder abgestoßen wird, von größter Bedeutung. Zur Unterscheidung von der anderen großen Gruppe der Gelenkerkrankungen, den »seronegativen Spondarthritiden« wird das HLA-B 27 bestimmt. Bei einem Teil der CP-Patienten findet sich das HLA-DR 4, das statistisch gesehen einen etwas ungünstigeren Verlauf annehmen lässt als bei Betroffenen ohne diesen Marker. Für die Praxis hat die Bestimmung keine nennenswerte Bedeutung.

Die Laboruntersuchung der Gelenkflüssigkeit unter dem Mikroskop kann zusätzlich wichtige Informationen geben. Eine relativ hohe Anzahl der weißen Blutkörperchen und ihre Verteilung, aber auch schon die verminderte Zähigkeit der Gelenkflüssigkeit weisen auf eine heftige Entzündung hin. Die Untersuchung ist aber vor allem zur Abtrennung der Diagnose Gicht und bei Verdacht auf eine bakterielle Gelenkentzündung wegweisend.

Laboruntersuchungen werden nicht nur zur Diagnosehilfe benötigt.

Laborkontrollen sind auch bei der Überwachung der Medikamentenverträglichkeit, insbesondere bei Basistherapien, unverzichtbar. Die Laborkontrollen umfassen meist das Blutbild mit roten (Erythrozyten) und weißen (Leukozyten) Blutkörperchen sowie die Thrombozyten. Blutchemische Werte sagen über die Funktion der Leber und Niere aus und unter Kortisonbehandlung ist auch die Bestimmung des Blutzuckers sinnvoll. Frühe Hinweise auf eine Nierenbelastung können durch die Untersuchung der Urinprobe gewonnen werden.

Röntgenaufnahmen

Röntgenaufnahmen können bei der CP das Auftreten knöcherner Veränderungen nachweisen. Dabei lassen sich Abnutzungsvorgänge (Arthrosen) gut von entzündlichen Prozessen unterscheiden. Der Nachweis der Knochenveränderungen kann der letzte Beweis für eine CP sein und damit auch ein dringendes Argument, krankheitsmodulierende Medikamente einzusetzen. Verlaufskontrollen, meist an den besonders gut beurteilbaren Gelenken an Händen und Vorfüßen, sind der untrügliche Nachweis, ob das Fortschreiten der Erkrankung gebremst werden konnte. Erste Veränderungen auf dem Röntgenbild sind eine Osteoporose, die nur im Gelenkbereich besteht. Bei weiterem Fortschreiten der CP sieht man kleine Zysten im gelenknahen Knochen, die später eine Öffnung nach außen zeigen. Zu diesem Zeitpunkt kann sich auch schon der Gelenkspalt zwischen zwei Knochen verschmälern als Zeichen des Knorpelabbaus. In Spätstadien können die Knochenenden merklich verkürzt sein und auch die im Gelenkbereich aufgerauten Knochen wie zwei Wundstellen zusammenwachsen. An solchen »Ankylosen« ist jegliche Beweglichkeit aufgehoben.

Durch Röntgenaufnahmen wird die Halswirbelsäule auf eine entzündliche Mitbeteiligung kontrolliert. Hier sind mitunter ergänzende Schichtaufnahmen (Tomogramme) notwendig. Die

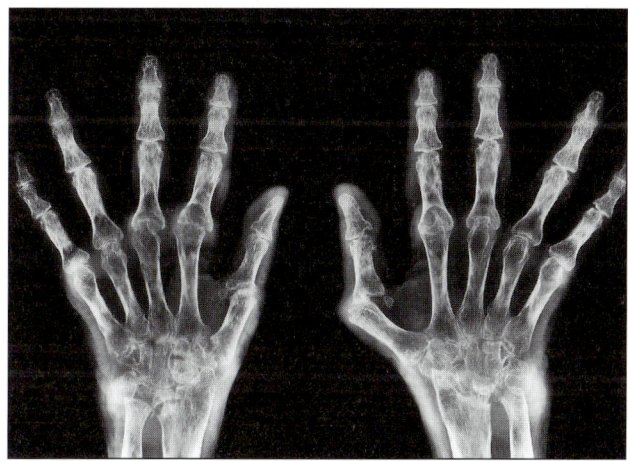

Frage, ob das Rückenmark eingeengt ist, lässt sich am besten mit der Magnetresonanztomographie (MRT) beantworten.

Röntgenbild einer fortgeschrittenen CP.

Ultraschall

Zunehmende Bedeutung hat die Ultraschalluntersuchung, die Sonographie, erlangt, mit der Weichteile (z. B. Gelenkpannus, Sehnen) und auch Flüssigkeitsansammlungen (Gelenkerguss, Sehnenscheidenentzündung) sehr gut erkennbar werden.

Szintigraphie

Eine weitere Untersuchungsmöglichkeit hinsichtlich entzündlicher Veränderungen in Knorpel oder Knochen ist die Szintigraphie. Hierbei werden radioaktiv markierte Substanzen in die Venen gespritzt, die in Geweben mit verstärkter Durchblutung oder verstärktem

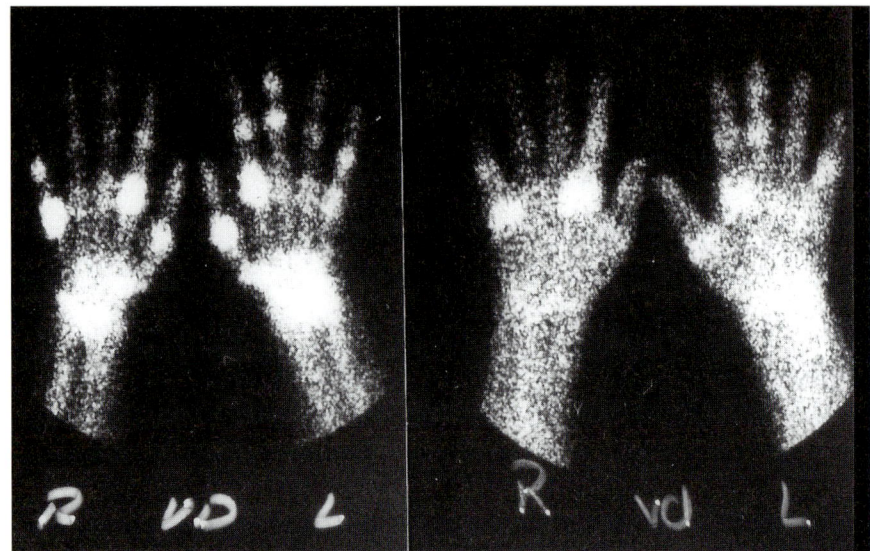

Umsatz angereichert werden und sich dann messen lassen. Diese Untersuchung wird zu Recht eher selten durchgeführt.

Arthroskopie

Eine eingreifendere Methode, die für die Diagnostik der CP nur im Ausnahmefall eine Rolle spielt, ist die Gelenkspiegelung (Arthroskopie). Hierbei wird in lokaler Betäubung über mehrere Nadeln das optische Instrument so-

wie Beleuchtung und Absaugschlauch in das Gelenk eingeführt. Neben der direkten Ansicht der Gelenkanteile sind hierbei auch die Entnahme von Gewebe und kleinere Operationen möglich. Inzwischen ist die Technik so ausgefeilt, dass mit entsprechender Übung auch sehr kleine Gelenke gespiegelt werden können. Für welche Operationen die Arthroskopie geeignet ist, hängt davon ab, welcher Eingriff an dem Gelenk vorgenommen werden soll.

Medikamentöse Therapie

Unterscheidung der Therapieformen

Die medikamentöse Therapie der CP verfolgt unterschiedliche Ziele, und daher sind für einen guten Erfolg meist mehrere Medikamente gleichzeitig notwendig.

Wichtigstes Ziel ist, das Fortschreiten der Erkrankung einschließlich der Knorpel- und Knochenzerstörung zu verlangsamen, nach Möglichkeit ganz zu verhindern und damit auch die Aktivität des Erkrankungsprozesses zu reduzieren. Dies ist die Hauptaufgabe der so genannten Basistherapeutika (Basistherapie), der langfristig wirksamen Rheumamedikamente.

Wie der Name schon sagt, wirken diese Mittel nicht akut, sondern erst nach längerer Vorlaufzeit. Die Gruppe der Basismedikamente beinhaltet verschiedenste Substanzen, die sich auch bezüglich ihrer Nebenwirkungen und Wirkstärken unterscheiden.

Binnen Stunden wirksam sind dagegen Kortisonpräparate und die kortisonfreien (nichtsteroidalen) Antirheumatika. Diese beiden Medikamentengruppen wirken schnell gegen die Entzündung und den Schmerz, allerdings hält die Wirkung auch nur kurz vor. Bis

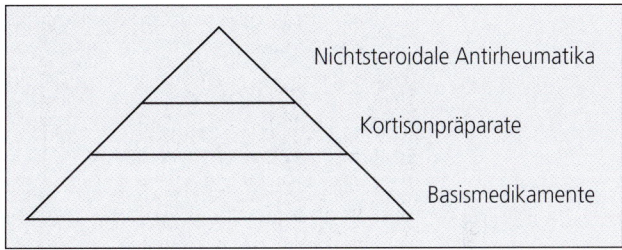

auf die Kortisonpräparate besteht keine Wirkung auf den langfristigen Krankheitsverlauf.

Wichtigste Medikamentengruppen bei CP.

Nichtsteroidale Antirheumatika

Die nichtsteroidalen Antirheumatika (NSAR) kommen als entzündungs- und schmerzhemmende Medikamente schon bei Beginn der Erkrankung zum Einsatz. Sie umfassen eine große Gruppe von Substanzen mit gleichem Wirkmechanismus. Alle NSAR leiten sich von der Acetylsalicylsäure (ASS), dem Aspirin®, ab und wurden in den letzten hundert Jahren stetig weiterentwickelt, um stärker und länger wirksam, aber auch verträglicher als das erste synthetische Rheumamittel zu sein. Da die ASS relativ zur Wirkung den Magen allzu aggressiv angreift, werden in Mitteleuropa bevorzugt weiterentwickelte Präparate zur Rheumabehandlung benutzt.

Der Wirkmechanismus der NSAR erklärt auch gleichzeitig die unerwünschten Wirkungen (s. Abb.). Ziel der Medikamente sind die Prostaglandine, die zum einen für nützliche Funktionen wie den Magenschutz verantwortlich sind, die aber auch eine Entzündung unterstützen, indem sie – bildlich gesprochen – Öl ins Feuer gießen. Der Motor der Prostaglandinherstellung im Körper ist das Enzym »Cyclooxygenase« (COX).

Seit kurzem weiß man, dass es zwei sehr ähnliche Formen gibt: Die COX-1 ist für normale Körperfunktionen, u. a. Magenschutz, Thrombozytenaggregation (Verklumpung der Blutplättchen als Teil der Blutgerinnung) und Nierendurchblutung zuständig. Die COX-2 wirkt förderlich auf Entzündungszellen, Fieberstoffe usw. und ist wahrscheinlich zusätzlich für einige normale Körperfunktionen verantwortlich.

Wirkmechanismus der NSAR auf Körperfunktionen.

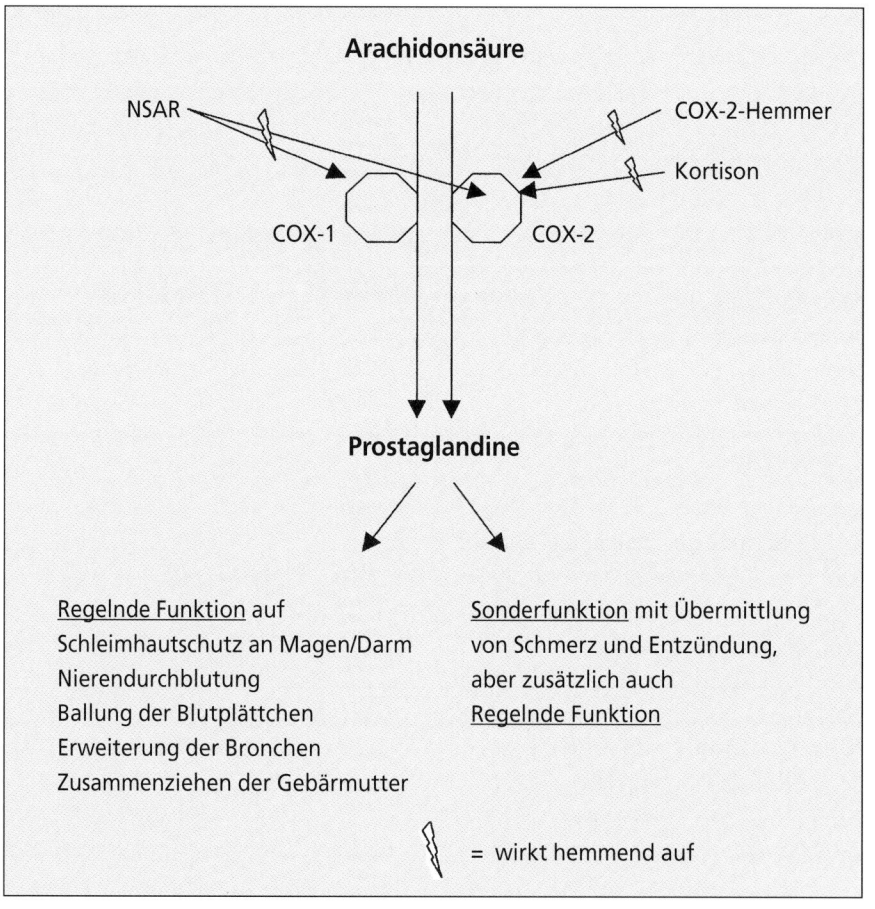

28

Wichtige unerwünschte Wirkungen der NSAR	
Magen-Darm	Erbrechen, Durchfall, Magengeschwüre, Blutungen
Haut	Ausschläge, Allergien
Niere	Wassereinlagerung, Hochdruck, Nierenfunktionsstörung
Leber	Störung der Entgiftung, erhöhte Leberwerte
ZNS	Schwindel, Kopfschmerzen
Knochenmark	Mangel an weißen Blutkörperchen bzw. Blutplättchen
Lunge	Asthma

Bei der praktischen Anwendung der NSAR ist zu berücksichtigen, ob das Medikament nur bei Bedarf oder ständig eingenommen werden soll, zu welcher Tages- oder Nachtzeit es seine Hauptwirkung entfalten muss und ob bestimmte Vorerkrankungen, Risiken oder Unverträglichkeiten zu berücksichtigen sind.

Bei gleichzeitiger Einnahme höherer Kortison-Dosen zusammen mit NSAR ist das Risiko von Magenproblemen wesentlich größer, sodass in diesem Falle eine Magen-Schutztherapie sinnvoll erscheint. Verschiedene NSAR sollten nicht zusammen eingenommen werden, da sie das Risiko einer Unverträglichkeit vergrößern. Ein häufiges Wechseln der Medikamente, »um einer Gewöhnung vorzubeugen« ist unnötig!

Trotz dieser vielfältigen Möglichkeiten von Nebenwirkungen vertragen die meisten Patienten die Präparate auch bei langer Einnahme gut. Verglichen mit der Durchschnittsbevölkerung ist das Risiko für Nebenerscheinungen, vor allem am Magen, bei bestimmten Menschen deutlich höher, sodass hier die Einnahme mit besonderer Sorgfalt erfolgen muss.

Erhöhte Risiken bei Einnahme von NSAR:

- Vorgeschichte eines Geschwürs am Magen oder Zwölffingerdarm
- Alter über 60 Jahre
- viele Begleiterkrankungen
- risikosteigernde Kombinationen, z.B. unterschiedliche NSAR gleichzeitig, Kombination NSAR und Kortikoid in höherer Dosierung

Nebenwirkungen der NSAR treten am häufigsten im Magen-Darmtrakt auf.

• zusätzliche Einnahme von Blut-
zuckerpräparaten und Blutverdün-
nern

Für Patienten mit erhöhtem Risiko für
Nebenwirkungen an Magen und Darm
bestand bisher nur die Möglichkeit der
zusätzlichen Medikation mit Magen-
schutzpräparaten, bzw. der prophylak-
tischen Magengeschwürtherapie. Ende
1999 kam das erste Produkt eines ver-
änderten NSAR auf den Markt, das vermutlich kein erhöhtes Risiko für den
Magen und Darm mehr birgt. Es wirkt

sehr gezielt auf die Entzündungssub-
stanzen, sodass die körpereigenen Ma-
genschutzstoffe nicht mehr automatisch
mit der Entzündung gehemmt werden
(s. Abb. S. 28). Nach ihrem Wirkmechanismus, der selektiven Cyclooxyge-
nase(COX)-2-Hemmung, werden diese
neuen Präparate auch COX-2-Hemmer
genannt. Da sie derzeit wesentlich teu-
rer sind als die älteren NSAR, werden
sie vor allem den Rheumapatienten zu-
gute kommen, die bisher keine oder nur
unter hohem Risiko Antirheumatika
einnahmen.

Übersicht über eine kleine Auswahl an NSAR

Substanz	Präparat (Beispiel)	Höchstdosis/ Tag (mg)	Besonderheit
Acetysalicylsäure	Aspirin®	4000	häufig Magenprobleme
Diclofenac	Voltaren®	150	Vorsicht bei Leberschaden
Ibuprofen	Brufen®	2400	wenig Entzündungshemmung
Naproxen	Apranax®	1000	
Indometacin	Amuno®	150	Schwindel möglich
Acemetacin	Rantudil®	180	
Piroxicam	Felden®	20	lange Wirkdauer
Meloxicam	Mobec®	15	lange Wirkdauer, vorwiegend Cox-2-Hemmung
Rofecoxib	Vioxx®	25	hochspezifischer Cox-2-Hemmer
Celecoxib	Celebrex®	400	hochspezifischer Cox-2-Hemmer

Im Ausnahmefall kann die angegebene Höchstdosis vom Arzt überschritten werden.

Die meisten NSAR sind in verschiedenen Darreichungsformen verfügbar, wie sie die nebenstehende Tabelle zeigt.

Salben und Gele sind sinnvoll, wenn die Beschwerden nicht sehr stark sind, da nur eine begrenzte Substanzmenge über die Haut aufgenommen werden kann. Diese wird auch durch dickeres Auftragen nicht erhöht. Zusätzliche Effekte entstehen durch das Massieren der Schmerzregion bei der Einreibung und durch die kühlende Wirkung von Gelen.

Kortisonpräparate

Die Medikamentengruppe der Kortisonpräparate (Kortikosteroide) stammt von dem körpereigenen Nebennierenrinden-Hormon Kortisol ab und wurde 1938 erstmals synthetisch hergestellt. Wie kaum ein anderes Medikament wird dieser Wirkstoff in der Bevölkerung in den Himmel gelobt oder als Teufelszeug verdammt.

Der Grund dieser Unsicherheit liegt in den beträchtlichen Nebenwirkungen, die jedoch zu einem Großteil durch gezielte und kontrollierte Anwendung vermieden werden können. Für Patienten in hohem Lebensalter, mit Nierenfunktionsstörung und während der Schwangerschaft ist die niedrig dosierte Kortisonbehandlung sogar die verträglichste Therapie der CP.

Um die Wirkung und die Nebenwirkungen besser zu verstehen, lohnt es sich, einen Blick auf den körpereigenen Kortison-Regelkreis zu werfen. Die kör-

Verschiedene Darreichungsformen der NSAR	
Substanz	**Besonderheiten**
Dragee oder Kapsel	gut zu schlucken, nicht sofort wirksam
Tablette	schnell wirksam, manchmal schlechter magenverträglich
Tabs	lässt sich auch in Wasser auflösen, bei Schluckschwierigkeiten geeignet
Retard-Dragee oder -Kapsel	löst sich verzögert auf; ist erst nach einiger Zeit und dafür länger wirksam
Suppositorium (Zäpfchen)	verzögerte Wirksamkeit; manchmal besser verträglich, schließt jedoch Magenprobleme nicht aus
Injektionen in den Muskel	nur bei wenigen Substanzen verfügbar; örtliche Nebenwirkungen möglich
Salben, Gele	geringere Wirkung, aber gute Verträglichkeit

pereigene Kortisonproduktion durch die Nebenniere wird wie eine medikamentöse Kortisonzufuhr von Messfühlern in den Blutgefäßen registriert und an die zuständige Steuerungsstelle im Gehirn (Hypothalamus, Hypophyse) gemeldet. Diese benachrichtigt die Nebenniere, wenn wegen eines ausreichend hohen Kortisonspiegels die Produktion gedrosselt werden kann. Lautet die Meldung aufgrund der Kortisonzufuhr ständig auf »Produktion stoppen«, nehmen allmählich die kortisonproduzierenden Zellen ab. Wird die Kortison-medikation später langsam reduziert, erhält die Nebenniere von der Hypophyse den Auftrag zur Produktion, und die Nebennierenzellen können wieder zunehmen und schließlich die normale Produktion erbringen. Kommt es jedoch unter der Kortisontherapie zu einer besonderen Stressbelastung, z. B. einer Operationen, wächst der Kortisonbedarf blitzschnell, und die gebremste Nebenniere kann nicht rasch genug den Nachschub produzieren. Dasselbe Problem tritt ein, wenn eine Kortisontherapie (die nicht ganz niedrig dosiert ist) abrupt beendet wird.

Osteoporose ist eine Nebenwirkung, die nur bei sehr langer Therapiedauer oder bei höheren Dosen von Wichtigkeit ist. Verantwortlich ist hierfür ein verstärkter Knochenabbau kombiniert mit verminderter Kalziumaufnahme aus dem Darm. Somit ist in vielen Fällen eine antiosteoporotische Therapie sinn-voll (s. S. 42 ff.). Bei einer niedrigen Dosis von beispielsweise 5 mg oder weniger des Kortikoids Prednisolon besteht nur eine sehr geringe osteoporotische Auswirkung.

Der Blutzucker steigt unter Kortison vor allem beim Diabetiker an, bei höheren Dosen über längere Zeit auch bei Menschen, die bisher nicht unter Zuckerkrankheit litten.

Auf den Magen hat die Einnahme von Kortisonpräparaten in geringen Dosen keine schädigende Wirkung. Anders ist es, wenn gleichzeitig die Einnahme von NSAR erfolgt. Bei Risiko-Patienten ist daher unter dieser Kombinationsbehandlung eine gleichzeitige Magenschutztherapie oder die Verwendung von COX-2-Hemmern angezeigt.

Die 7 wichtigsten Regeln für die Kortisoneinnahme sind:

1. Der Einsatz des Kortisonpräparates muss gut begründet sein und der er-

Unterschiedliche Formen der Kortisontherapie		
Therapieform	Behandlungsgrund	Dosis (mg)/Tag* * Dosisbeispiel Prednisolon
Niedrige Dauertherapie	älterer Patient; andere Therapien allein nicht ausreichend	1–7,5
Kurztherapie hochdosiert	akuter Schub	20–60
Stoßtherapie als Infusion (meist 3 Tage)	sehr schwerer Schub, bedrohliche Komplikation	250–1000
Gelenkinjektion	örtliche Behandlung bei hoher Entzündung	2–40, abhängig von Gelenkgröße

wartete Nutzen deutlich über dem möglichen Nebenwirkungsrisiko liegen.

2. In der Langzeitbehandlung muss die niedrigste, für den Erfolg nötige Dosis angestrebt werden, die nach Möglichkeit die Stärke von 7,5 mg Prednisolon nicht überschreiten sollte.

3. Bei einer niedrigen Dosis sollte die Tagesmenge am frühen Morgen (nicht auf ganz nüchternen Magen) genommen werden. Bei höheren Dosen ist eine Aufteilung mit kleinerer Abenddosis möglich.

4. Die Therapie darf niemals abrupt beendet werden. Je länger die Therapie läuft, desto langsamer muss die Dosis abgesenkt werden.

5. Die Therapie muss unter ärztlicher Aufsicht erfolgen. Bei längerer Einnahme sind insbesondere der Blutdruck, Blutzucker und Kalium im Blut sowie die Augen zu kontrollieren. Je nach zusätzlichem Risiko sollte von Anfang an eine Osteoporosetherapie erfolgen.

6. Eine kalzium- und vitaminreiche und zugleich kochsalzarme Ernährung ist empfehlenswert, Gewicht kontrollieren.

7. Während einer Stressphase (Operation) muss prophylaktisch eine kurzzeitige Dosiserhöhung erfolgen.

Gelenkinjektionen mit einem Kortisonpräparat können sehr hilfreich sein, wenn ein einziges oder zwei bis drei Gelenke mit Schwellung und anderen Ent-

Dosisvergleich verschiedener Kortikoide		
Substanz	Beispiel für ein Präparat	Vergleichsdosis
Prednisolon	Decortin H®	5 mg
Methylprednisolon	Urbason®	4 mg
Prednyliden	Decortilen®	6 mg
Cloprednol	Synthestan®	2,5–5 mg
Triamcinolon	Volon® *	4 mg
Dexamethason	Lipotalon® *	1 mg

* zur Injektion

zündungszeichen im Vordergrund des Beschwerdebildes stehen. Bei einem stärkeren Gelenkerguss wird dieser abpunktiert. Anschließend erfolgt durch dieselbe Nadel die Kortisoninjektion. Der entzündungshemmende Wirkstoff führt in der Regel binnen weniger Stunden zu einer deutlichen Schmerzlinderung und damit auch Besserung der Gelenkfunktion. In der Folge verhindert das Medikament über unterschiedliche Zeit – meist einige Wochen – eine erneute Gelenkschwellung.

Tipp: Tabletten, die geteilt werden müssen, springen häufig davon. In einem Eierbecher können sie mit dem Finger erfolgreich halbiert werden.

Vorsichtsmaßnahmen bei Kortisoninjektionen
- Begrenzung auf drei bis vier Injektionen desselben Gelenkes pro Jahr
- Vermeidung von gleichzeitiger Injektion mehrerer großer Gelenke
- Bei Schmerzzunahme oder Rötung im behandelten Gelenk oder bei Fieber sofort den Arzt aufsuchen

Basistherapeutika

Basistherapeutika sind die wichtigsten Substanzen, um den Langzeitverlauf einer CP zu beeinflussen. Sie greifen bei entzündlich-rheumatischen Erkrankungen direkt in den Krankheitsmechanismus ein und haben das Ziel, die Krankheit langfristig zu unterdrücken. Dabei regulieren die Medikamente das Immunsystem nach unten, von der Überaktivität zu einer möglichst normalen Funktion. Verträglichkeit und Wirksamkeit sind bei dieser Medikamentengruppe sehr unterschiedlich und für den einzelnen Patienten nicht vorhersehbar. In dieser Gruppe finden sich die klassischen Basistherapeutika, zu denen z. B. die Goldsalz-Therapie gehört. Weitere Basismedikamente, die Immunsuppressiva, kommen aus der Tumortherapie und der Transplantationsmedizin. Sie zeigen in der Rheumabehandlung (in einer vielfach geringeren Dosierung als bei der ursprünglichen Verwendung) eine sehr gute Wirkung durch die Regulation der Immunzellen. Schließlich gehören zu den Basismedikamenten auch die neuesten Wirkstoffe, die so genannten Biologicals (s. S. 38 f.).

Da aggressive Krankheitsverläufe Gelenke innerhalb weniger Jahre zerstören können und auch frisch aufgetretene Erkrankungen nicht selten sehr aktiv sind, hat ein Wechsel bei den Therapiekonzepten stattgefunden.

Statt wie bisher langsam von den leichtesten Medikamenten über viele Jahre zu immer wirksameren Basistherapeutika hochzuklettern, geben die Rheumatologen heute schon frühzeitig wirkungsvolle Medikamente, um rasch – nach Möglichkeit, bevor die Gelenke Schaden nehmen können – die Krankheit zu unterdrücken. Sodann schließt sich eine Behandlung mit leichteren Substanzen an. Man nennt dieses Vorgehen auch »Sägezahnschema«, da jeder Aktivitätsschub sofort konsequent behandelt werden soll, wenn nötig auch mit einer Basistherapiekombination.

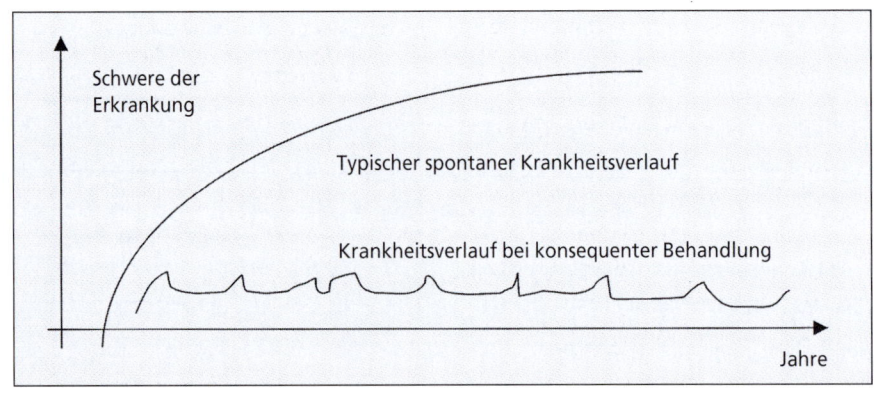

Schwere der Erkrankung

Typischer spontaner Krankheitsverlauf

Krankheitsverlauf bei konsequenter Behandlung

Jahre

Die Präparate sind frühzeitig einzusetzen, nämlich sobald eine CP oder eine andere entzündlich-rheumatische Erkrankung eindeutig diagnostiziert worden ist und nennenswerte Aktivität zeigt. Die Auswahl des Medikamentes richtet sich auch nach Hinweisen auf einen ungünstigen Verlauf wie beispielsweise:

- hohe Entzündungsaktivität
- Rheumaknoten
- in kurzer Zeit sichtbare Veränderungen am Knochen
- Organbeteiligung oder Gefäßentzündung

Die wichtigsten Basistherapeutika			
Substanz	Handelsnamen (Beispiele)	CP-Stadium bei Anwendung:	Wirkungseintritt nach
Chloroquin-abkömmlinge	Resochin® Tabl. Quensyl®-Tabl.	milde, auch ANA-positiv	3–6 Monaten
Sulfasalazin	Azulfidine RA® Pleon RA® Kaps.	leicht bis mittel; zweithäufigste Substanz	2–4 Monaten
Goldtabletten	Ridaura® Tabl.	leicht bis mittel	5–6 Monaten
Goldinjektionen	Tauredon® i. m.	mittel	4–5 Monaten
D-Penicillamin	Metalcaptase®	mittel; Reservemedikament	2–5 Monaten
— Immunsuppressiva —			
Leflunomid	Arava®	mittel bis schwer; neues Präparat	4–12 Wochen
Methotrexat	Methotrexat® Lantarel® Tabl.oder Injekt. i. v./i. m.	mittel bis deutlich, derzeit häufigste Substanz	2–4 Monaten
Azathioprin	Imurek®	schwer	2–5 Monaten
Cyclophosphamid	Endoxan® Tabl. oder Amp. (Kurzinfusion)	schwer bis sehr schwer, mit Organbeteiligung, Vaskulitiden	1–2 Monaten bzw. nach 3. Infusion
Chlorambucil	Leukeran®	sehr schwer, Reservemedikament	4–8 Wochen
Cyclosporin A	Sandimun N®	mittel bis schwer	1–3 Monaten
— »Biologicals« —			
Etanercept	Enbrel® Injektionen. s. c.	schwer	2–10 Wochen
Infliximab	Remicade® Infusionen i. v.	schwer	2–10 Wochen

Chloroquinpräparate

Diese als Antimalaria-Mittel entwickelten Substanzen sind Basistherapeutika für relativ milde Krankheitsverläufe einer CP. Sie werden auch bei Übergangsformen zu Kollagenosen gerne eingesetzt.

An Nebenwirkungen treten häufig Übelkeit, Magendrücken, Schlafstörung, Kopfschmerzen und Hauterkrankungen auf. Selten kommt es zu Muskelschwäche oder zu Blutbildungsstörungen. Augenkontrollen sind regelmäßig notwendig, da sich ein Präparat wie Resochin häufig in der Hornhaut einlagert. Dies ist ungefährlich, da sich die Einlagerung bei Medikamentenpause wieder zurückbildet. Nimmt die Einlagerung jedoch im Lauf der Zeit unkontrolliert zu, kann die Netzhaut befallen werden, welche die Substanz nicht mehr frei gibt.

Gegenanzeigen sind Schwangerschaft, Stillzeit, Leber- und Nierenschäden.

Sulfasalazin

Sulfasalazin ist ein Medikament, das vor 50 Jahren speziell für die CP entwickelt wurde, lange Zeit in Vergessenheit geriet und seit den letzten zwei Jahrzehnten aufgrund der guten Verträglichkeit wieder häufiger eingesetzt wird. Es eignet sich vor allem für leichte bis mittelschwere Verläufe und ist auch gut mit anderen Basistherapeutika kombinierbar.

Nebenwirkungen können in Form von Hautausschlägen, Magen- und Darmbeschwerden und selten als Veränderungen des Blutbildes sowie der Leber- und Nieren-Laborwerte oder einer Lungenentzündung auftreten.

Gegenanzeigen sind Schwangerschaft, Stillzeit, Allergien gegen ASS und Sulfonamide.

Goldpräparate

Goldinjektionen werden seit über 60 Jahren bei Patienten mit CP eingesetzt und gehören auch heute noch zu den Therapien mit guter und gesicherter Wirkung. Die Behandlung erfolgt in der Aufsättigungsphase mit ein bis zwei Injektionen pro Woche. Nach Wirkungseintritt ist nur noch die Erhaltungsdosis von einer Injektion (50 mg Tauredon®) alle zwei bis drei Wochen nötig. Die Intervalle können später evtl. auf eine Injektion pro Monat gestreckt werden.

Gold in Tablettenform ist seit über 20 Jahren verfügbar. Unter der Therapie kommt es zu einem wesentlich niedrigeren Goldspiegel als unter den Injektionen. Das Gold reichert sich aber in anderen Zellen als bei der Injektionsform an. Wirkung und Nebenwirkungen sind beim Einsatz der Goldtabletten milder. Weicher Stuhl bis Durchfall und Bauchkrämpfe treten allerdings nur bei den Tabletten auf.

Unerwünschte Nebenwirkungen beider Goldsubstanzen sind Hauterscheinungen und Aphten der Mundschleimhaut, Blutbildungsstörungen, aber auch Leber- und Nierenbelastung.

Gegenanzeigen sind Schwangerschaft, Stillzeit, Goldallergie und Bluterkrankungen.

D-Penicillamin

D-Penicillamin wird heute nur noch selten verwendet. Zusätzlich zu den bei der Goldtherapie aufgeführten Nebenwirkungen kann es relativ häufig zu einer Geschmacksstörung kommen.

Gegenanzeigen sind Schwangerschaft und Stillzeit, Penicillin-Allergie, Kollagenose, Leber- und Nierenerkrankungen.

Leflunomid

Leflunomid ist seit Herbst 1999 in Deutschland für die CP zugelassen. Das Präparat greift in den Stoffwechsel der Lymphozyten, die eine wichtige Rolle in der Immunabwehr spielen, ein und blockiert dadurch die Vermehrung der aktivierten Lymphzellen. Dadurch geht die Entzündung zurück. Die Wirkung tritt ähnlich schnell wie bei Methotrexat ein und kann auch damit kombiniert werden.

Die wichtigsten Nebenwirkungen sind Durchfall, Übelkeit, seltener zu Therapiebeginn auch Haarausfall. Veränderungen der Leberwerte und des Blutbildes können auftreten.

Gegenanzeigen sind Schwangerschaft und Stillzeit.

Methotrexat

Methotrexat (MTX) wird seit Jahrzehnten in der Tumortherapie eingesetzt und hat sich in den letzten zehn Jahren zu dem weltweit am häufigsten benutzten Basistherapeutikum bei der CP entwickelt. Die Dosierung erfolgt »low dose«, d. h. äußerst gering. Wichtig ist, dass die Dosis nur einmal in der Woche genommen wird. Ein Teil der Ärzte verordnet zur besseren Verträglichkeit zusätzlich ein Folsäurepräparat 24 Stunden nach der MTX-Dosis.

Nebenwirkungen können Übelkeit sein; Leberschäden kommen im Gegensatz zur Therapie mit hohen Methotrexat-Dosen sehr selten vor, jedoch sind sie bei Alkoholmissbrauch oder Lebervorschädigung möglich. Weitere seltene Nebenwirkungen sind eine Lungenbeteiligung, die sich durch trockenen schweren Husten und Atemnot bemerkbar macht, sowie eine Störung des Blut bildenden Systems mit Mangel an Blutzellen. Haut- und Schleimhautprobleme werden dagegen häufiger beobachtet.

Gegenanzeigen sind Schwangerschaft und Stillzeit, Leber- und Nierenfunktionsstörungen sowie Alkoholmissbrauch.

Azathioprin

ist eine altbekannte Substanz, die ähnlich wirksam wie Methotrexat, aber etwas schlechter verträglich ist und heute nur noch selten bei CP benutzt wird.

Nebenwirkungen können sich hinsichtlich Blutbild, Leber, Niere und

Haut ergeben; in seltenen Fällen tritt ein medikamentbedingtes Fieber auf.

Gegenanzeigen sind Schwangerschaft, Stillzeit, infektiöse Krankheiten sowie die gleichzeitige Behandlung mit dem harnsäuresenkenden Wirkstoff Allopurinol.

Cyclophosphamid

ist eines der am stärksten wirksamen Medikamente bei entzündlich-rheumatischen Erkrankungen und wird nur für sehr schwere Fälle einer CP, meist mit Organbeteiligung oder für Vaskulitiden (Gefäßentzündungen) eingesetzt.

Es kann entweder täglich in Tablettenform verordnet werden oder in mehrwöchigem Abstand als Infusion, wobei es dann zusammen mit einem Schutzpräparat gegen Blasenentzündungen gegeben wird. Diese Behandlung erfolgt meist stationär, zumindest am Anfang der Therapie. Die Nebenwirkungen entsprechen den übrigen Medikamenten. Nicht selten tritt Übelkeit, gelegentlich auch Haarausfall auf. In kurzen Abständen müssen Leberwerte und Blutzellen kontrolliert werden.

Eine Schädigung des Blut bildenden Systems und akute Infektionen verbieten die Therapie.

Cyclosporin A

ist eine Substanz, die aus der Transplantationsmedizin stammt und vor allem nach Nierentransplantationen eingesetzt wird.

An besonderen Nebenwirkungen ist auf eine Blutdruckerhöhung und einen Anstieg der Nierenwerte zu achten. Die Dosis muss entsprechend reduziert werden. Behaarung im Gesicht sowie eine Verdickung und Vermehrung des Zahnfleisches sind weitere substanzspezifische Nebenwirkungen. Auch auf Wassereinlagerung (Ödeme), Gefühlsstörungen, Veränderungen des Blutbildes und der Leberwerte ist zu achten.

Gegenanzeigen sind akute Infekte, unbehandelter Hochdruck sowie Leber- und Nierenfunktionsstörungen.

Tumornekrosefaktor(TNF)-alpha-Hemmstoffe

Die neue Substanzgruppe, die gegen das entzündungsübermittelnde Zytokin TNF-alpha gerichtet ist, wirkt sehr gezielt und greift auf molekularer Ebene in das Krankheitsgeschehen ein. Daher nennt sich die Behandlung auch biologische Therapie (Biologicals). Diese »High-Tech«-Medikamente werden mit sehr hohem Aufwand, teilweise auch gentechnisch hergestellt und sind bislang entsprechend teuer. Zum Zeitpunkt der Drucklegung sind zwei Substanzen verfügbar:

- Der TNF-Antikörper Etanercept, der zweimal pro Woche s.c. (unter die Haut) injiziert wird. Er besetzt den Rezeptor (sozusagen das Schlüsselloch), an dem der TNF-alpha andockt, um den Entzündungsprozess in Gang zu setzen.
- Das lösliche TNF-Rezeptor-Fusionsprotein Infliximab, das durch Infusio-

nen in vier- bis achtwöchigem Abstand verabreicht wird. Es bindet den TNF-alpha, um auf diese Weise den Entzündungsprozess zu hemmen.

Bisher erwiesen sich beide Substanzen in 60 bis 80 % der Fälle als wirksam, auch bei schweren Verlaufsformen. Die Wirkung beginnt meist schon nach ein bis zwei Wochen. Voraussetzung für den Einsatz dieser Medikamente ist, dass es sich um eine gesicherte CP handelt, die einen schweren bis sehr schweren Verlauf zeigt, in der Regel höhere Dosen von Kortisonpräparaten benötigt und auf andere Basismedikamente nicht ausreichend anspricht. Eine Kombination mit MTX scheint sowohl die Wirkung zu verbessern als auch einige Nebenwirkungen zu verringern. Eine engmaschige Überwachung durch einen Internisten/Rheumatologen sollte bei dieser Therapie gewährleistet sein.

Die Verträglichkeit ist kurz- und mittelfristig gut, Langzeiterfahrungen fehlen jedoch noch. Übelkeit, Bauchschmerzen und Hautreaktionen an den Einstichstellen sind die häufigsten Nebenwirkungen. In mindestens 10 % der Fälle entwickeln sich Antikörper gegen die Medikamente, die aber offensichtlich keine praktische Bedeutung haben.

Gegenanzeigen sind Schwangerschaft und Infektionen. Impfungen mit Lebendimpfstoffen dürfen während der Therapie nicht erfolgen.

Kombinationstherapie

Lange Zeit war die Kombinationstherapie von Basistherapeutika die große Ausnahme. Durch die Auswertung umfangreicher Behandlungsserien weiß man jedoch heute, dass das Risiko bei der Medikamentenkombination nicht wesentlich erhöht ist, sondern viele Kombinationsformen höhere Wirkchancen bringen. Zu diesen Kombinationen zählen MTX und Resochin, MTX und Sulfasalazin, MTX und Cyclosporin A, Leflunomid und MTX sowie die Dreifachkombination MTX, Sulfasalazin und Resochin®.

Allgemeine Hinweise zur Basistherapie

- Nach der Diagnose sollte möglichst frühzeitig eine Basistherapie begonnen werden. Die Wirksamkeit der Therapie ist erst nach unterschiedlich langer Zeit (bis zu 6 Monaten) beurteilbar.
- Bei Unwirksamkeit eines Präparates sind folgende Möglichkeiten gegeben:
  - Dosiserhöhung
  - Wechsel auf eine andere Substanz
  - Kombination der alten mit einer neuen Substanz
- Nach Eintreten der Wirkung kann bei einigen Stoffen eine Dosisreduzierung oder bei Kombinationen die Rücknahme eines Präparates überdacht werden.
- Die Therapie ist erst nach langer (meist mehrjähriger) Remission abzusetzen.

unter medikamentöser
pie, die sofort zum Arzt führen
sollen:

- deutlich angegriffener Allgemeinzustand, Fieber
- Erbrechen, starke Bauchschmerzen
- schwarzer Stuhl, auch als Durchfall
- blutiger Stuhl
- ungewöhnliches Auftreten von Aphten
- Zahnfleischbluten, Hautblutungen
- Wassereinlagerung
- ausgeprägte Hautausschläge

- Bei allen Präparaten ist einer Schwangerschaft unter Medikation vorzubeugen. Bei einigen Substanzen dürfen auch Männer bis mehrere Monate nach Therapieende keine Kinder zeugen.
- Bei allen Basismedikamenten muss eine regelmäßige ärztliche und Labor-Kontrolle zuverlässig gewährleistet sein.
- Ein Therapiepass ist äußerst wichtig, damit nach Jahren die Dauer, die Dosierung sowie mögliche Gründe für einen Therapieabbruch einfach zu erheben sind.

Vielleicht werden wir in absehbarer Zeit weitere Möglichkeiten haben, um die CP noch gezielter und damit mit weniger Nebenwirkungen behandeln zu können.

Zukunftsaspekte

In den letzten zwei Jahren sind weit mehr neue und erfolgreiche Rheumamedikamente als in den davor liegenden zehn Jahren auf den Markt gekommen, und die Forschung wird intensiv weiter betrieben. Die Zielrichtung sind weiter-

hin Substanzen, die Entzündungszellen und Zytokine gezielt blockieren können. Es wird bereits an einer Kombination eines TNF-alpha-Antikörpers mit einem Gegenspieler des Interleukin(IL)-1 gearbeitet. Hiervon erwartet man sich eine verlängerte Wirksamkeit sowie das Ansprechen bei mehr Patienten. Eine anderes Forschungsziel ist, das Wuchern der Gelenkinnenhaut zu bremsen. Dies könnte durch das Beeinflussen von Wachstumsfaktoren gelingen, die für die Blutgefäßausbildung in diesem Gewebe zuständig sind. Eine weiterer Ansatzpunkt zukünftiger Rheumatherapie sind knorpel- und knochenabbauende Enzyme. Hier laufen Untersuchungen, die körpereigenen Gegenspieler hoch zu regulieren und gegen die Abbauvorgänge einzusetzen. Auch der Einsatz neuer Osteoporosemedikamente, um die knochenabbauenden Zellen, die Osteoklasten, zu bremsen, könnte in der künftigen Behandlung der CP eine wichtige Rolle spielen.

Ein Wort zum Beipackzettel

In diesem Zusammenhang klingt Ihnen sicherlich der stereotype Hinweis aus der Fernsehreklame von Medikamenten »Zu Nebenwirkungen und Risiken befragen Sie Ihren Arzt oder Apotheker« im Ohr. Doch wenn Sie erstmals einen Beipackzettel lesen, ist Ihnen nicht zu verdenken, wenn Sie die Apothekenware – was immer es ist – ohne Umschweife in den Müll befördern. Das Problem ist, dass der Hersteller jegliche Krankheitsbeschwerden aufschreiben muss, die nur im Entferntesten mit dem Arzneimittel in Zusammenhang stehen könnte. Das Problem relativiert sich etwas, wenn die Häufigkeit der Nebenerscheinungen angegeben ist:

»Häufig« heißt im Klartext öfter als in 10 %, »gelegentlich« in 1-10 %, »selten« weniger als 1 % und »in Einzelfällen« bedeutet so viel wie einmal auf eine Million Patienten, also vergleichbar mit dem Risiko, vom Blitz oder einem Dachziegel erschlagen zu werden ...

Also, fragen Sie Ihren Arzt oder Apotheker, wenn Sie unsicher sind und besprechen mit ihm, welche Nebenwirkungen Sie erwarten müssen und wie das Nutzen-Risiko-Verhältnis aussieht.

Ein Wort zum lieben Geld

Die hochaktuelle Frage, wieweit all diese neuesten und künftigen Therapien bezahlbar sind, ist Ihnen sicherlich auch schon durch den Kopf gegangen, wenn Sie einmal mehr eine Schlagzeile zum Gesundheitswesen gelesen haben. Viel hängt von einer intelligenten Steuerung der Gelder ab. Der Arzt, der durch ein teureres, aber verträglicheres Medikament seinem Patienten die Behandlung einer Magenentzündung oder die Operation eines blutenden Magengeschwürs erspart, kann nicht dadurch bestraft werden, dass er durch eine Geldforderung (Regress) seiner Krankenkasse belangt wird. Eben dies gilt für den Rheumatologen, der teure Basismedikamente verordnet und damit eine schwere chronische Rheumaerkrankung zum Stillstand bringt, die sonst über Jahre und Jahrzehnte Behandlungs- und Pflegekosten sowie operative Eingriffe wie Totalendoprothesen erfordert hätte. Nicht einberechnet sind die dadurch ersparten indirekten Kosten bei einer Erkrankung, die in den ersten Krankheitsjahren immerhin knapp ein Drittel der Betroffen in die Frühberentung führt.

Bei teuren Medikamentenverordnungen, die Richtgrößen überschreiten, können Ärzte diese für jeden Einzelkrankheitsfall als Praxisbesonderheit dokumentieren und somit dem Regress wegen »unwirtschaftlicher Verschreibung« bislang noch entgehen.

Schmerzmittel, Osteoporosemedikamente

Als ergänzende Therapien zu den im vorhergehenden Kapitel besprochenen Antirheumatika können weitere Medikamente nötig werden, so insbesondere die Schmerzmittel und Osteoporosemedikamente.

Schmerzmittel werden erst in zweiter Linie bei entzündlich-rheumatischen Erkrankungen eingesetzt, da sie keine entzündungshemmenden Eigenschaften besitzen.

Schmerzmittel (Analgetika)

Neben den bisher erwähnten Medikamenten, die speziell auf die rheumatische Erkrankung bzw. deren Entzündung wirken, können auch Analgetika, die reinen Schmerzmittel, in Frage kommen bei:
- Unverträglichkeit von Antirheumatika
- nicht ausreichender Wirkung von Antirheumatika
- sekundären Schmerzen im Spätstadium der CP

Paracetamol (z. B. Benuron®) ist das leichteste und ein sehr gut verträgliches Schmerzmittel, das bei Bedarf zusätzlich angewendet werden kann. Nebenwirkungen treten fast ausschließlich bei massiver Überdosierung auf – mit der Gefahr des Leberversagens.

Metamizol (Novalgin®) ist ein ebenfalls seit Langem bekanntes mittelstarkes Schmerzmittel, das zumeist gut vertragen wird. Als seltene, aber schwere Nebenwirkung kann eine Blutbildungsstörung auftreten. Flupirtin (Katadolon®) ist von der Wirkstärke etwa mit Metamizol vergleichbar.

Zu den starken Schmerzmitteln mit morphinähnlichem Charakter gehören unter vielen anderen Wirkstoffen Codein (in Nedolon® enthalten) und Tramadol (z. B. Tramal®). Die stärksten Schmerzmittel schließlich fallen unter das Betäubungsmittelgesetz und werden selten bei CP verordnet. Hier sind spezielle Nebenwirkungen zu beachten wie Müdigkeit, Stuhlträgheit und bei hohen Dosen auch eine abschwächende Wirkung auf die Atmung.

Medikamentöse Osteoporosetherapie

Die Osteoporose hat viele Ursachen, daher kann an dieser Stelle nur speziell auf die Vorbeugung und Behandlung im Rahmen einer CP eingegangen werden. Hierbei ist der Knochenabbau verstärkt, der nun gebremst werden muss. Der Knochenabbau wird durch Oestrogene gehemmt, weswegen bei Frauen, die spontan- oder operationsbedingt frühzeitig die Menopause erleben, die Hormontherapie unter Abwägung von Vor- und Nachteilen geprüft werden sollte. Kalzium ist Grundlage der Osteoporosetherapie und Vitamin D fördert den Kalziumeinbau in den Knochen. Beide Substanzen hemmen gleichzeitig den Abbau, sodass sie als »Basispräparate« bei Osteoporose eingesetzt werden. Eine neue Medikamentengruppe, die Bisphosphonate, sind nach bisherigen Untersuchungen sehr wirksam und werden speziell auch bei kortisonbedingter Osteoporose eingesetzt.

Bei akuten Osteoporoseproblemen, also wenn ein Knocheneinbruch gerade stattgefunden hat, wird häufig zusätzlich Calcitonin eingesetzt, ein Hormon, das in bestimmten Zellen der Schilddrüse gebildet wird. Es kann dem Körper als Injektion oder als Nasenspray zugeführt werden. Zusätzlich besitzt Calcitonin auch schmerzlindernde Eigenschaften.

Die natürliche Zufuhr von Kalzium erfolgt über die Nahrung. Der Tagesbedarf von 1–1,5 g wird schon fast durch 1 Liter Milch oder 150 mg Hartkäse gedeckt. Auch in anderen Milchprodukten und in Blattgemüse ist viel Kalzium enthalten. Bewegung sowie Bewegungstherapie sind zur Vorbeugung bzw. zur Behandlung sehr wichtig.

Hinweise für die Einnahme von Schmerzmitteln:

- möglichst keine Mischpräparate verwenden, da sie die Wahrscheinlichkeit einer Unverträglichkeit oder Allergie begünstigen
- die niedrigste Dosis, die ausreichend wirkt, herausfinden
- Leber- und Nierenfunktionsstörungen, hohes Alter und niedriges Körpergewicht erfordern eine niedrigere Dosis
- bei gleichzeitiger Einnahme von Schlaf- oder Beruhigungsmitteln ebenso wie Psychopharmaka ist der Schmerzmitteleffekt erhöht

---

Medikamente bei Osteoporose

Substanzgruppe	Präparat (Beispiel)	Dosierung	Besonderheiten
Kalzium	Kalzium-Brause®	500–1000 mg/Tag	Wirkung bei abendlicher Einnahme in kleinen Schlucken am besten
Vitamin D	Vigantoletten®	500–1000 IE/Tag	
Bisphosphonate	Fosamax®	1 Tabl./Tag	morgens mit viel Wasser einnehmen und sich 1/2 Std. nicht hinlegen
Östrogen/Gestagen-Kombinationen	Presomen comp®	nach Verordnung	unter regelmäßiger gynäkologischer Kontrolle
Antiöstrogene	Evista®	60mg/Tag	neuer Wirkstoff; bei Venenthrombosen verboten
Calcitonin	Injektion (s.c.) oder Nasenspray	100 IE, meist 5 Tage/Woche	Anwendung für begrenzte Zeit
Fluor-Verbindungen	Mono-Tridin®	unterschiedlich	meist Pause nach 1 Jahr nötig

Gelenkeingriffe: Synoviorthesen und Operationen

Gelenk-Synviorthesen

Die Synoviorthese ist eine Behandlung der Entzündung und Wucherung, die von der Gelenkinnenhaut ausgeht, und steht in der Wirksamkeit zwischen einer Kortisoninjektion in das Gelenk und einer Operation mit Entfernung der Gelenkinnenhaut (Synovektomie). Die injizierten Substanzen bewirken eine Zellzerstörung der inneren Schichten der Gelenkinnenhaut mit späterer Vernarbung. Bei sehr fortgeschrittenen Ge-

Synoviorthese am Handgelenk.

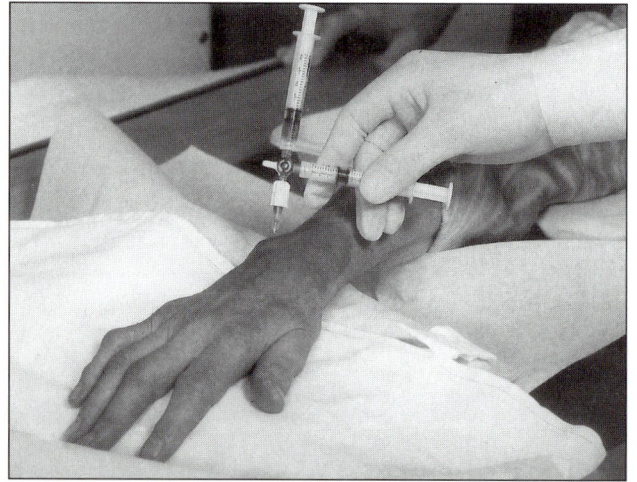

lenkveränderungen werden sie nicht mehr angewandt.

Die chemische Synoviorthese wird mit einem Venenverödungsmittel (Varikozid®) oder mit Osmium-Säure durchgeführt. Nach Injektion der Substanz in das Gelenk kommt es zu einer hoch entzündlichen Reaktion, meist mit der Ausbildung eines großen Gelenkergusses, der oft abpunktiert werden muss.

Bei der Radiosynoviorthese erfolgt die einmalige Einspritzung einer radioaktiven Substanz in Kombination mit etwas Kortison in das Gelenk, das anschließend für 48 Stunden ruhig gestellt wird, damit der Wirkstoff nicht durch zu viel Bewegung aus dem Gelenk abfließt. Die entzündliche Reaktion ist hierbei gering. Die kurzzeitige Bestrahlung schädigt das Entzündungsgewebe, das in den folgenden Wochen abgebaut wird. Gegenanzeige für die Radiosynoviorthese sind eine große Baker-Zyste (s. S. 13) sowie Schwangerschaft.

Bei beiden Verfahren sind Nebenwirkungen sehr selten. Es können Infektionen wie bei jeder Injektion auftreten so-

Vor-und Nachteile der Synoviorthese – Synovektomie	
Synoviorthese	Synovektomie
Breitet sich in jedem Winkel des Gelenkes aus	Auch bei starker Verdickung der Gelenkinnenhaut möglich
Geringe Belastung des Patienten	Noch bei fortgeschrittenen Gelenkveränderungen möglich
Geringes Risiko	Keine Strahlenbelastung
Kurze Nachbehandlung	Sinnvoll, wenn zusätzliche Eingriffe, z. B. Meniskusentfernung oder Bandplastik notwendig sind
Wiederholung mehrfach möglich	
Behandlung auch für Patienten, die nicht mehr operiert werden sollten	

wie Schäden durch eine falsche Platzierung des Synoviorthesemittels. Beide Eingriffe sind vor allem dann sinnvoll, wenn lediglich wenige Gelenke Beschwerden verursachen und noch relativ gut erhalten sind. Die Eingriffe sind auch für Patienten geeignet, die für eine erhaltende Gelenkoperation, vor allem eine Synovektomie, nicht belastbar sind.

Operationen

Synovektomien

Hierbei handelt es sich um die operative Entfernung der entzündeten Gelenkinnenhaut mit ihrer Wucherung, um den knorpel- und gelenkschädigenden Prozess zu begrenzen. Von Frühsynovekto-

mie spricht man, wenn Knorpel und Knochen noch unversehrt sind. Der Eingriff kann durch eine offene Operation oder an manchen Gelenken auch durch das Arthroskop erfolgen. Gegenanzeige ist eine sehr fortgeschrittene Knochendestruktion.

Um eine Rezidivneigung weit möglichst auszuschließen, sollte in den meisten Fällen eine wirksame Basistherapie auch nach der Operation angestrebt werden.

Bei der so genannten Tenosynovektomie wird in gleicher Weise das entzündete Gleitgewebe an Sehnenscheiden entfernt, um einer Zerstörung der Sehne vorzubeugen. Ein Sehnenriss muss sofort operativ behandelt werden.

Arthroplastik

Hierbei handelt es sich um eine »gelenkformende« Operation. Sie hat zur Aufgabe, aufgeraute Knorpelbezirke zu glätten und Knochenzacken zu entfernen. Freigelegter Knochen, von dem der Knorpel schon abgerieben ist, kann dabei durch kleine Verletzungen mit einer Wundfläche versehen werden, um die Bildung eines Knorpelersatzgewebes zu begünstigen.

Eine Resektionsarthroplastik wird oft bei chronischer Polyarthritis durchgeführt, um ausgerenkte Gelenke aus der Fehlstellung wieder in eine Ebene zu bringen. Betroffen sind häufig die Vorfüße, an denen sich die verlagerten Knochen an der Fußunterseite am Zehenansatz ertasten lassen. Hier werden die Mittelfußköpfchen entfernt. Eine ähnliche Operation wird bei der Operation des fortgeschrittenen Hallux valgus angewendet.

Arthrodese

Unter Arthrodese versteht man die operative Versteifung eines Gelenkes. Sie darf nur in Betracht kommen, wenn alle gelenkerhaltenden oder gelenkersetzenden Operationen ausscheiden. Sie hat die Beseitigung einer Gelenkinstabilität zum Ziel, wird aber auch nach bakteriellen Infekten angewendet, da sich in diesem Falle ein endoprothetischer Gelenkersatz verbietet.

Hauptgrund für die Operation sind massive Schmerzen und eine starke Einschränkung der Beweglichkeit.

Endoprothetischer Gelenkersatz

Kunstgelenke sind bei fortgeschrittener CP angezeigt, wenn eine Synovektomie nicht mehr hilfreich ist. Am häufigsten kommt diese Operation an den Hüft- und Kniegelenken, bisher noch selten an der Schulter, an Sprung- und Ellbogengelenken in Frage. Nach Möglichkeit sollte diese Operation erst im höheren Lebensalter durchgeführt werden, da ein Wechsel der Kunstgelenke immer komplizierter als der Ersteingriff ist. Im Fall schwerer früher Veränderungen, insbesondere bei der juvenilen CP wird der Eingriff dennoch in jungen Jahren erfolgen müssen, um den Betroffenen Mobilität zu verschaffen.

Die Endoprothesen unterscheiden sich nach dem Ausmaß des Ersatzes, d. h. ob es sich um einen totalen oder einen teilweisen Gelenk- bzw. um einen Gelenkflächenersatz handelt. Weiterhin wird nach der Verankerung unterschieden, d. h. ob die Prothese einzementiert ist oder mit ihrer genau angepassten, unregelmäßig konturierten Schaftoberfläche vom Knochen »umwachsen« werden kann.

Ein Problem des Kunstgelenkes ist die Gelenklockerung, die aufgrund einer Metallallergie oder durch Materialermüdung des Zementes auftreten kann. Der Vorteil der einzementierten Prothese ist die schnelle Belastbarkeit, wogegen die zementfreie Prothese viele Wochen entlastet werden muss, dafür aber im Durchschnitt etwas länger hält. Da-

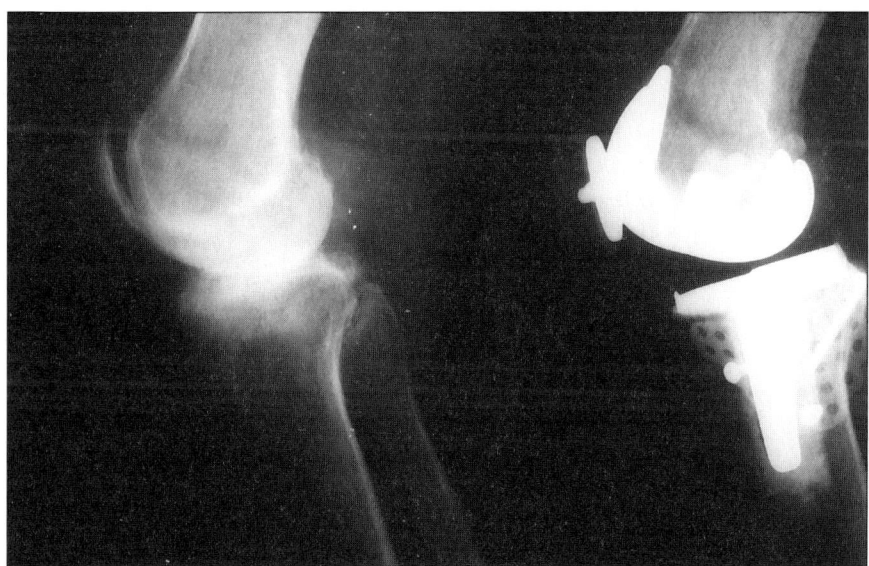

**Totalendo-
prothese am
Kniegelenk.**

bei haben sich die durchschnittlichen »Haltbarkeitszeiten« inzwischen deutlich ausgeweitet und betragen bei Hüft- und Kniegelenk heute im Mittel über 12 Jahre.

Mögliche Komplikationen sind Infektionen, ein Knochenbruch während des Einsetzens der Prothese – der aber bei dem Eingriff sogleich mitbehandelt wird – und eine bis heute nicht vorhersehbare Verkalkung der hüftnahen Weichteile.

An der Wirbelsäule spielt nur die Versteifungsoperation der Halswirbelsäule bei Lockerung des Wirbelsäulengefüges durch Entzündungsvorgänge eine Rolle:

Die Operationen, die von Patient und Operateur am häufigsten als sehr erfolgreich angesehen werden, sind:

- Versteifung des 1. und 2. Halswirbels
- Synovektomie der Strecksehnen am Handrücken
- Vorfuß-Resektionsarthroplastik
- Totalendoprothese des Knie- und Hüftgelenkes
- Daumen-Arthrodese (Versteifung)

Krankengymnastik, Ergotherapie und Gelenkschutz

Krankengymnastik

Die Krankengymnastik hat zusammen mit der medikamentösen Therapie und der Ergotherapie für CP-Patienten die größte Bedeutung. Die Übungsmöglichkeiten sind sehr vielfältig und richten sich nach der Belastungsfähigkeit der Betroffenen und der Krankheitsaktivität.

In der Akutphase ist oftmals nur eine schmerzfreie Lagerung möglich, die Kontrakturen und Fehlstellungen entgegenwirkt. Meist aber lassen sich alsbald passive Bewegungsübungen realisieren sowie Übungen am so genannten Schlingentisch unter Aufhebung der Schwerkraft, welche die aktive Bewegung vorbereiten.

Aktive Bewegungsübungen nutzen das vorgegebene Bewegungsausmaß mit dem Ziel, es zunehmend zu erweitern. Die Muskulatur bewegt nicht nur, sondern stabilisiert die Gelenke. Daher sind auch Übungen zur Verbesserung der Muskelkraft sinnvoll. Die Therapeuten sollten bei der Gymnastik leichten Widerstand aufbauen; auch der natürliche Widerstand des Wassers ist von Vorteil. Im Wasser lässt sich zudem die weitgehende Aufhebung der Schwerkraft ausnutzen. Isometrische Anspannungsübungen können die Betroffenen zusätzlich selbständig durchführen. Parallel zum Gelenk- und Muskeltraining müssen manchmal auch verkürzte Muskeln gedehnt werden.

Wenn die Entzündung nur gering ist und keine schweren Deformationen bestehen, ist es sehr sinnvoll, nach ärztlicher Verordnung und unter erfahrener Anleitung ein zusätzliches Training der Muskeln an Maschinen auszuprobieren. Voraussetzung bei dieser »Medizinischen Trainingstherapie« sind wie ge-

Krankengymnastik im Wasser bei Kind mit juveniler Arthritis.

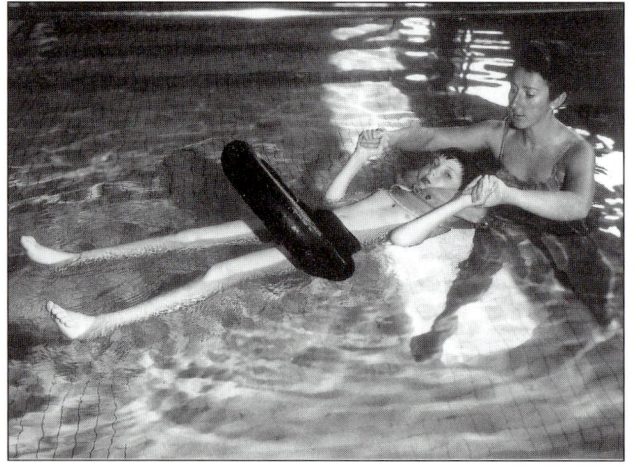

sagt erfahrene Therapeuten sowie Geräte, bei denen die Gewichtseinstellung sehr fein dosierbar ist. Untersuchungen aus Skandinavien zeigen, dass nicht nur die Kraft deutlich gesteigert werden konnte, sondern sich auch der Mineralsalzgehalt der Knochen besserte.

Sporttherapie

Sinnvolle Sportarten können ähnlich wie die Krankengymnastik die Beweglichkeit, die Muskelkraft, die Ausdauer und Geschicklichkeit verbessern. Gleichzeitig haben sie positive psychische Auswirkungen.

Die Sportart muss natürlich auf die Erkrankung abgestimmt werden und in hohem Maße den Gelenkschutz und die individuelle Belastbarkeit berücksichtigen. Bei akuten Krankheitsschüben darf Sport nicht ausgeübt werden.

Folgende Sportarten sind besonders empfehlenswert:
- Schwimmen, vor allem Rückenschwimmen
- Wandern, je nach Gelenkbefall auch Walking, das immer mehr verbreitete sportliche Schnellgehen
- Skilanglauf
- Rad fahren in der Ebene
- Tanzen

Ergotherapie

Der Begriff Ergotherapie leitet sich aus dem Griechischen von »ergon« (Arbeit, Werk, Leistung, Tätigkeit) ab. Vor diesem etymologischen Hintergrund lässt sich leicht die Brücke von der aktiven Bewegungstherapie zur funktionalen Therapie schlagen, d. h. zur Übung von Fertigkeiten, die im täglichen Leben – privat oder beruflich – benötigt werden.

Inhalt einer Ergotherapie sind unter anderem Selbsthilfe- und Haushaltstraining. Darüber hinaus wird geklärt, inwieweit Hilfsmittel vonnöten sind. Des Weiteren werden statische und dynamische Handschienen erstellt. Wichtiges Ziel ist insbesondere der Gelenkschutz: Der Patient lernt, wie die vorgeschädigten oder noch gesunden Gelenke möglichst ökonomisch, d. h. schonend gebraucht und wie Muskelkontrakturen verhindert werden.

Tonarbeiten in der Ergotherapie. Therapie für Leib und Seele.

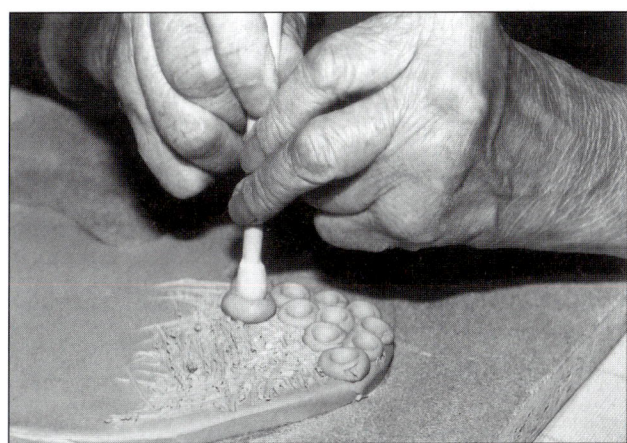

Gelenkschutz

Bei entzündlichen Gelenkerkrankungen stellt der Gelenkschutz eine wichtige vorbeugende Maßnahme dar. Ziel ist es, die durch die Entzündung empfindlich und verletzlich gewordenen Gelenke vor Überbeanspruchung und somit vor

Schmerzen und Schädigung der Sehnen und Bänder zu bewahren. Wichtige Grundprinzipien sind die Ausnutzung der Hebelkraft, die gleichmäßige Verteilung von Druck und Belastung sowie Gelenkschutz durch Schienung.

Einfachste Hilfemaßnahmen bestehen darin, Arbeitsgeräte wie etwa einen Stift zu verdicken. Dies geschieht durch weiches, hautfreundliches Material, z. B. Moosgummi in Schlauchform. Für Schlüssel, Wasserhähne, Kämme und viele andere Gegenstände bieten Rheuma-Liga oder Sanitätshäuser zahlreiche praktische Hilfsmittel. Ähnliches gilt für Flaschen- oder Dosenöffner. Auch ein Buch lange zu halten ist von Nachteil und kann durch eine Lesestütze erleichtert werden. Das Gewicht von Einkaufstaschen sollte grundsätzlich auf beide Arme verteilt werden; noch günstiger ist ein Rucksack oder Einkaufswagen. Schwere Gegenstände sind nach Möglichkeit gar nicht zu tragen – und wenn, dann möglichst nah am Körper.

Wichtig für Alltag und Beruf ist natürlich auch die richtige Sitzhöhe, bei der die Knie etwa einen 90°-Winkel bilden. Für Arbeiten, die unumgänglich im Stehen verrichtet werden müssen, sollte die Arbeitsfläche (auch Spülbecken) ausreichend hoch sein. Das Steigen in und aus der Badewanne wird durch Haltegriffe und eine rutschfeste Unterlage sicherer.

Eine ausreichende Betthöhe erleichtert das Aufstehen. Der Kopf sollte nur durch ein kleines Kissen, evtl. auch ein anatomisch geformtes Spezialkissen unterstützt werden. Die Kniegelenke hingegen dürfen keinesfalls durch ein Kissen oder eine Rolle unter der Kniekehle abgewinkelt werden.

Übermäßige Gelenkbewegungen oder kontinuierliche seitliche Belastung auf die Gelenke werden durch Schienen verhindert. Während so genannte dynamische Schienen die Muskelkraft unterstützen, schützen statische Arbeits- oder Belastungsschienen die Gelenke vor Überlastung und Fehlstellungen. Sie werden am häufigsten für Handgelenke bzw. Finger verwendet und können so klein sein, dass sie wie ausgefallene Schmuckringe wirken.

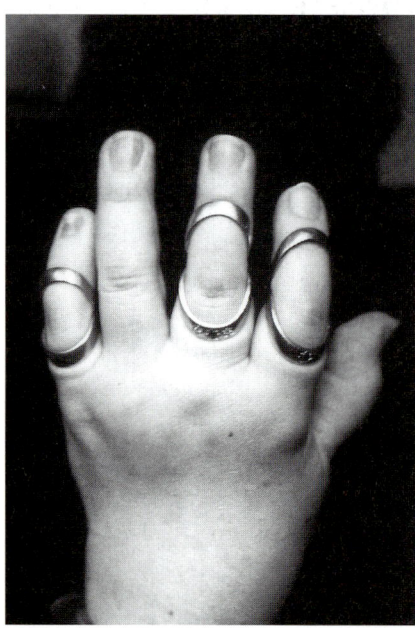

Fingerschienen als Schmuckstücke gearbeitet.

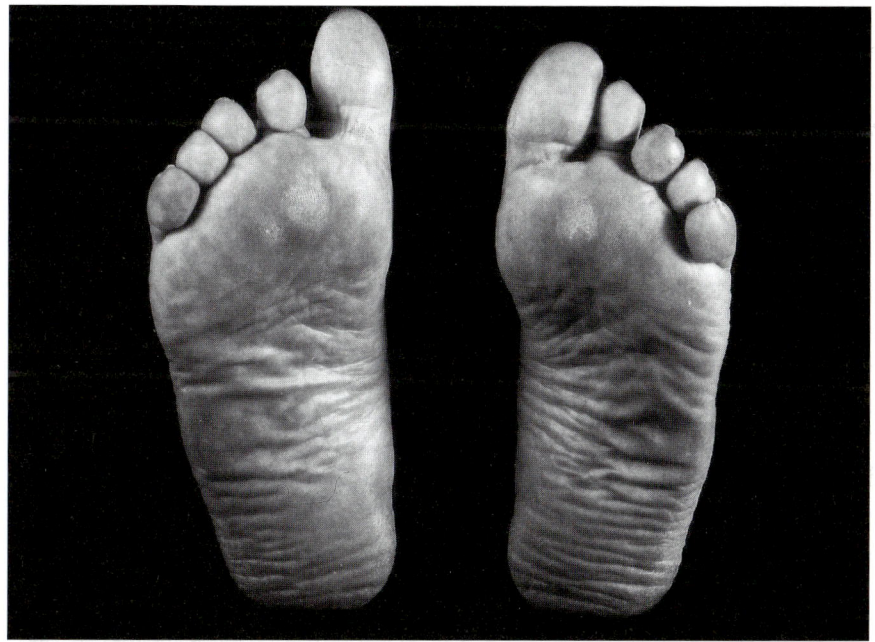

Durchgetretene Vorfüße bei CP. Spezielle Einlagen entlasten die Druckstellen.

Die Beratung erfolgt über ergotherapeutische Praxen. Die Kosten der Hilfsmittel werden teilweise von den Kassen übernommen.

Konkrete Tipps zum Gelenkschutz:
- einen Kugelschreiber mit Moosgummi verdicken oder weichen Filzstift verwenden
- die Haltearbeit der Hände entlasten durch ein Lesestativ
- für Wasserhahn oder Türschloss technische Hilfsmittel mit Hebelkraft verwenden
- für Flaschen, Gläser und Dosen Spezialöffner benutzen
- beim Liegen in Rückenlage keine Knieunterlage verwenden; evtl. Abstützen der Füße
- In Seitenlage zwischen die Kniegelenke Kissen legen
- Gewichte stets nah am Körper tragen
- Arbeitsfläche und Sitz in optimaler Höhe einstellen
- Gehhilfen mit anatomischem Handgriff verwenden
- eine stabilisierende Handgelenksmanschette bei unumgänglichen belastenden Arbeiten tragen
- gute Organisation der Arbeit, um zu lang andauernde, monotone Tätigkeiten zu vermeiden
- immer wieder Pausen einlegen

Weitere Hilfsmittel:
Anziehhilfen
Garneinfädler
Knöpfhilfe
Reißverschlusshilfe
Scheren
elastische Schnürsenkel
Schuhauszieher
Spielkartenhalter
Tablettenausdrücker
Tablettenteiler
Tubenausdrücker

»Passive« physikalische Therapien

Kältetherapie

Fast instinktiv führen wir einen kühlen Gegenstand gegen die schmerzende und heiße Stirn.

Kälte wird seit Jahrtausenden bei Schmerzen und entzündlichen Erkrankungen eingesetzt.

Kältetherapie lässt sich in örtliche Kältetherapie (Kryotherapie), Ganzkörper-Kältetherapie und Kaltwasser-Therapie unterscheiden. Lokal kühlend werden Kühlgel-Packungen, zerkleinertes Eis im Kunststoffbeutel, ein Eisstück

Die Temperatur in der Kammer liegt je nach Anlage zwischen -65 und -110°C. Durch ständige Umwälzung wird die Temperatur konstant und die Luft trocken gehalten, sodass die Behandlung fast immer gut verträglich ist.

Die Patienten betreten die Kammer mit Bademantel, Schuhen und Mundschutz und schützen sich je nach Temperatur und Empfindlichkeit noch mit Ohrenschützer und Handschuhen.

> **Tipp:**
> Ein Eislolly zur vorsichtigen Kühlung und Massage entzündeter Gelenke lässt sich leicht aus einem Joghurtbecher, in dem Wasser und als Stil ein Teelöffel im Gefrierschrank eingefroren werden, herstellen. Der Becher lässt sich vor Gebrauch durch Umspülen mit warmem Wasser schnell entfernen.

(Eislolly), Kältespray, Kaltluft oder tiefgekühlte Gase angewandt.

Noch intensiver wirkt die Ganzkörper-Kältebehandlung, bei welcher der gesamte Körper extremer Kälte ausgesetzt wird. Hierdurch erfolgt eine Blockierung der Enden Schmerz übermittelnder Nerven, die zu einer raschen Schmerzdämpfung führt. Die Folge ist darüber hinaus eine bessere Beweglichkeit, die bis zu Stunden manchmal auch über längere Zeit anhalten kann.

Die Behandlungsdauer beträgt in der Regel nicht länger als drei Minuten.

Kältekammer

Durch ständige Bewegung in der Kälte-kammer wird der »Wärmemantel« der Haut schnell abgestreift, ohne dass ein unangenehmes Kältegefühl aufkommt.

Eine Herzkranzgefäßerkrankung, nicht regulierter Bluthochdruck sowie Durchblutungsstörungen der Beine gel-ten als Gegenanzeige. CP-Patienten mit Raynaud-Symptomatik (s. S. 19) dürfen – wenn überhaupt – nur mit Handschu-hen die Kältetherapie anwenden.

Wärme-anwendungen

Auch Wärme wurde schon vor mehre-ren tausend Jahren als Rheuma-Heil-mittel angewandt. Wärme erzeugt ört-lich eine verstärkte Durchblutung und wirkt über die Haut auf innere Organe ein. Gleichzeitig löst Wärme Muskel-verspannungen und regt den Stoffwech-sel an.

Bei CP ist Wärmeanwendung in Ge-lenknähe bei noch bestehender Krank-heitsaktivität nicht erlaubt, da eine schubartige Verschlechterung provo-ziert werden kann. In inaktiven Stadien kann sie vorsichtig eingesetzt werden und ist vor allem bei Muskelverspan-nungen im Rücken sehr hilfreich.

Wärmetherapie wird örtlich in Form von Packungen mit Moor, Fango und Parafin-Gemischen angewendet. Weite-re Möglichkeiten sind Rotlicht, Heiß-luft oder Hochfrequenz-Therapie. Eine Ganzkörper-Wärmeanwendung erfolgt durch Bäder mit natürlicher Sole oder Schwefel.

Speziell von Schwefel-bädern profitiert die Schuppen-flechte der Haut.

Elektrotherapie

Die Elektrotherapie wird mit unter-schiedlichen Stromformen und Fre-quenzen durchgeführt. Für die CP hat die Iontophorese besondere Bedeutung. Hierbei wird Gleichstrom eingesetzt, der die Aufnahme der Wirkstoffe be-stimmter Medikamente über die Haut deutlich verstärken kann. Benutzt wer-den meist Rheuma-Salben, die NSAR enthalten, oder Kortisonsalben.

Auf ähnliche Weise können auch mit Ultraschalltherapie Wirkstoffe über die Haut in den Körper eingeschleust wer-den.

Psychologische Hilfen

Bei jeder Erkrankung ist der Mensch in seiner Gesamtheit betroffen, denn Körper und Seele bilden eine unzertrennliche Einheit. Leidet der Körper, so wird auch die Psyche in Mitleidenschaft gezogen.

Bei der erstmaligen Diagnose der CP als chronischer, entzündlicher Gelenkerkrankung treten unweigerlich Ängste auf. Doch auch vorher – sobald der Betroffene erahnt, wie es um ihn steht – gewinnen Sorgen die Oberhand, die sich nicht mehr verdrängen lassen. Ängste entstehen auch im weiteren Krankheitsverlauf, wenn erkennbar wird, dass die CP langfristig Beeinträchtigungen mit sich bringt und Umstellungen im täglichen Leben verlangt. Kommen Schwierigkeiten beim Verrichten der beruflichen Aufgaben hinzu, kann die Belastung den Patienten erst einmal überfordern. Hier darf nicht der soziale Rückzug die Lösung sein, sondern der kompetente Umgang mit der Erkrankung und den daraus resultierenden Problemen!

Für den Betroffenen ist es im weiteren Verlauf äußerst wichtig, nicht Mitleid und bergeweise »gute Ratschläge« zu bekommen, sondern Verständnis von seinem engen Umfeld, in der Arbeitssituation und bei seiner Behandlung. Eine vertrauensvolle Patienten-Arzt-Beziehung soll auch ermöglichen, über Probleme und Sorgen reden zu können.

Zusätzliche Möglichkeiten bietet das Gespräch mit einem psychotherapeutisch ausgebildeten Arzt oder einer entsprechend weitergebildeten Psychologin. So können scheinbar unlösbare Konflikte, aber auch Schuldgefühle innerhalb der Familie oder mangelndes Selbstwertgefühl professionell besprochen und Lösungsmöglichkeiten erarbeitet werden.

Nur wenn Sie sich selbst vertrauen, können Sie Ihre Empfindungen, Gefühle und Körpersignale »wahr«-nehmen. So wird es Ihnen leichter fallen, sich nicht zu überlasten, aber auch nicht in Depression oder völlige Untätigkeit zu verfallen. Zugleich sollten Sie sich als Gegenpol zu jeglicher Aktivität die notwendige Ruhepause gönnen. Sprechen Sie mit guten Freunden, dem Partner oder Familienangehörigen über Ihr Problem. Auch in der engsten Beziehung kann Ihnen der andere nicht immer an der Stirn ablesen, wie es Ihnen geht, welche Hilfe Sie benötigen und was Sie sich wünschen.

Entspannungsverfahren

Da Schmerzen und Bewegungsstörungen immer auch mit Muskelverkrampfungen und allgemeiner Anspannung einhergehen, sind Entspannungsverfahren unterschiedlichster Art auch für die

CP eine gute Hilfe. Bei den geistig-meditativen Verfahren steht die Bewusstseinserweiterung im Vordergrund und die Entspannung ist eher ein erwünschter Nebeneffekt. Im Folgenden werden zwei Methoden kurz vorgestellt:

Die progressive Muskelentspannung lässt sich relativ einfach erlernen und eignet sich besonders für Menschen mit Beschwerden an Muskeln und Gelenken. Die Methode wurde von Jacobsen Ende der ersten Hälfte dieses Jahrhunderts in den USA entwickelt. Hierbei handelt es sich um ein aktives Verfahren, bei dem durch Anspannung bestimmter Muskeln und folgender Entspannung eine Regulation der Körpersysteme erreicht wird. Zudem wird die Körperwahrnehmung deutlich gesteigert. Jacobsen ging davon aus, dass Stresssituationen Teil des Lebens, gesund und lebensnotwendig sind – solange sie als Gegenregulation immer von Entspannung gefolgt werden. Halten sich Stresssituationen und Entspannungsphasen die Balance, befindet sich auch der Mensch im seelischen Gleichgewicht.

Ein imaginatives (bildhaftes) Entspannungsverfahren besteht in einer »Reise durch den Körper«, bei der die Patienten unter Anleitung in Gedanken durch ihren Körper wandern und sich dabei Schritt für Schritt in bestimmte Muskeln einfühlen. Die Reise beginnt am Kopf und führt über Nacken, Arme und den Rücken in die Beine und kehrt über Bauch- und Brustorgane zum Kopf zurück. Der Vorteil dieser Entspannungsmethode ist, dass der Übungsablauf leicht zu merken ist. In der bildhaften Entspannung können Sie in Gedanken auch von der frisch sprudelnden Quelle, entlang an Bach und Fluss bis hinab zum Meer wandern. Zwischendurch können Sie die überwärmten Gelenke gedanklich im frischen Wasser oder im Schnee kühlen. Ist Ihnen eher nach Wärme zu Mute, dann stellen Sie sich auf der Haut die Sonnenstrahlen eines schönen Sommertages, heißen Sand oder Thermalwasser vor. Vergessen Sie aber nicht, auch einen schöne Rastplatz zu finden, der Ihnen Erholung bietet und Sie neue Kräfte sammeln lässt.

Weitere mögliche psychologische Hilfen sind u. a. Schmerzbewältigungsverfahren und Familienberatung.

Patientenschulung

Seit Anfang der 90iger Jahre steht die Patientenschulung auch bei rheumatischen Erkrankungen zur Verfügung. Sie soll das Wissen über die Erkrankung sowie deren Therapiemöglichkeiten verbessern und sich günstig auf die Einstellung zur Krankheit bzw. auf das Krankheitsverhalten auswirken. Der informierte Patient kann selbst frühzeitig eine Verschlechterung oder Komplikation erkennen und weiß bei der medikamentösen Therapie, auf was er achten muss. Er kennt die Ziele der Krankengymnastik und die Grundlagen des Gelenkschutzes.

Das Schulungsprogramm chronische Polyarthritis ist folgendermaßen aufgebaut:

- Im ersten Teil werden die Krankheitsbeschwerden der Teilnehmer erarbeitet. Der Aufbau des Gelenkes und die Folgen der Entzündung stehen im Vordergrund. Innerhalb einer kleinen Gruppe werden mögliche Krankheitsursachen, beeinflussende Faktoren zusammengetragen und der unterschiedliche Krankheitsverlauf aufgezeigt. Auch Labor-, Röntgen- und Ultraschalluntersuchungen werden besprochen und bewertet.
- Im zweiten Teil wird die medikamentöse Therapie mit den drei wichtigsten Gruppen (Basismedikamente, Kortison und NSAR) dargestellt. Sodann diskutieren die Teilnehmer ihre Erfahrungen und Befürchtungen. Weiterhin werden operative und auch alternative Therapien besprochen.
- Der dritte Teil beinhaltet Möglichkeiten der Krankengymnastik und stellt noch einmal Aufbau und Funktion des gesunden wie des kranken Gelenkes dar. Der Nutzen der Krankengymnastik zur Verbesserung der Beweglichkeit, der Muskulatur, der Schmerzlinderung und der Vermeidung von Fehlstellungen wird intensiv besprochen und durch praktische Übungen anschaulich illustriert.
- In einem vierten Schritt erarbeitet die psychologische Schmerzbewältigung zunächst die Entstehung und Wahrnehmung von Schmerzen, den Einfluss von Verspannungen, Stress, sowie positive Gefühle auf den Schmerz. Sodann werden Möglichkeiten der Schmerzbewältigung erörtert. Hierzu zählen Entspannungsübungen, Wahrnehmungslenkung und positives Denken.
- Den fünften Teil leitet eine ergotherapeutische Fachkraft; der Schwerpunkt liegt auf dem Gelenkschutz. Hier werden günstige und ungünstige Bewegungsabläufe dargestellt, um die Gelenkschutzregeln zu erarbeiten bzw. zu vermitteln. Auch Leistungsaspekte ebenso wie das Gleichgewicht zwischen Belastung und Ruhe sind Teil dieser Sitzung, die

ebenfalls viele praktische Übungen beinhaltet.

- Der sechste und letzte Teil befasst sich mit dem Thema Krankheitsbewältigung und hat zum Ziel, zur Selbsthilfe anzuregen, Ängste abzubauen und Wege zu Selbstbewusstsein und Selbständigkeit im Umgang mit der Krankheit zu entwickeln. Auch auf örtliche und regionale Hilfsmöglichkeiten, Arbeitsgemeinschaften der Rheuma-Liga, psychologische Beratungsstellen und ambulante Therapiemöglichkeiten weisen die Trainer hin.

Wo immer es möglich ist, werden praktische Übungen und Rollenspiele einbezogen, um eine anschauliche und praxisnahe Situation zu schaffen. Am Ende jeder Schulungseinheit erhalten die Teilnehmer eine zusammenfassende Information der jeweiligen Sitzung.

Alle genannten Schulungen sind aus dem Arbeitskreis »Patientenschulung« der Deutschen Gesellschaft für Rheumatologie in Kooperation mit der Deutschen Rheuma-Liga und Unterstützung der Firma Merck, Darmstadt, entstanden.

Ernährung

Fragen Patienten mit rheumatischen Erkrankungen – gleichgültig ob Arthrose oder CP – nach diätetischen Therapiemöglichkeiten, dann stehen sie in einer langen Tradition: So hatte schon im alten Griechenland eine gesunde Lebensführung und insbesondere die Ernährung einen sehr hohen Stellenwert. Dass speziell eine »Rheumadiät« als erfolgreich galt, lag sicher vor allem an den Gicht-Kranken, denen durch die Meidung purinarmer Speisen, vor allem Fleisch, bis heute geholfen werden kann.

Aber auch bei der CP und anderen entzündlich-rheumatischen Erkrankungen helfen Fasten und der Verzicht auf Fleischprodukte zumindest einem Teil der Betroffenen.

Das Problem ist,
- dass Fasten und vegetarische Diät nicht jedem Patienten helfen.
- dass Fasten irgendwann ein Ende findet.
- dass nach der Beendigung des Fastens auch bei Weiterführung einer vegetarischen Kost die Entzündung wieder ansteigt.

Dennoch lässt sich heute aufgrund von Studien und von besseren Kenntnissen eine gewisse Beeinflussung durch Diät nicht mehr leugnen.

Aus der Arachidonsäure (einer Omega-6-Fettsäure) entwickeln sich unter Mithilfe des Enzym-Duos Cyclooxyge-nase (COX) Prostaglandine und Leukotriene, die eine wichtige Funktion als Entzündungsstoffe bzw. Vermittler entzündlicher Vorgänge haben. Hier greifen die entzündungshemmenden Medikamente NSAR (s. S. 27 ff.) und Kortison in den Entzündungsprozess ein.

Die Arachidonsäure wird teilweise vom Körper selbst gebildet, teilweise aber mit der Nahrung aus tierischem Eiweiß aufgenommen. Sie ist besonders in fetten Fleisch- und Wurstwaren, aber auch im Eigelb und fetten Milchprodukten enthalten. Daher kann entsprechende Kost zu einer leichten Reduzierung der Arachidonsäure führen. Diese Wirkung tritt natürlich auch beim Fasten ein, nimmt jedoch nach Nahrungsaufnahme wieder ab. Der Effekt beruht neben der verminderten Zufuhr von Arachidonsäure auch auf generellem Eiweißmangel, der die Immunreaktion bremst.

Es gibt jedoch in der Nahrung noch einen Gegenspieler, der den Aufbau von Entzündungsstoffen hemmt. Das sind die Omega-3-Fettsäuren. Zu diesen gehören Fettsäuren im Fischöl (v. a. von Tiefseefischen) und auch Lebertran, die Linolsäure, die u. a. in Soja,- Raps-, Lein-, Weizenkeim- und Walnuss-Öl enthalten ist. Fischöl kann auch über Kapseln zugeführt werden.

Im Alltag kann eine leichte Verbesserung durch Einschränkung fleischhaltiger Mahlzeiten, Vermeidung von Wurst, Eigelb, Butter und fettreichem Käse sowie durch die Anreicherung des Speiseplans mit zwei Seefischmahlzeiten pro Woche erreicht werden.

Ein weiterer bzw. zusätzlicher Weg, die Entzündung durch Nahrungsbestandteile zu beeinflussen, ist die Zufuhr von Antioxydantien in Form von Vitamin E und C. Bei CP-Patienten besteht oftmals ein relativer Mangel an diesen Vitaminen im Vergleich zur Durchschnittsbevölkerung; offensichtlich ist der Bedarf bei den Rheumapatienten höher. Zur Stabilisierung von Vitamin E ist vermutlich Selen wichtig, das v. a. mit Hülsenfrüchten aufgenommen wird.

Trotz all dieser im Einzelfall hilfreichen Maßnahmen ist es zumeist jedoch nicht möglich und sinnvoll, die Basistherapie zu reduzieren! Die begleitende Therapie mit Schmerzmitteln oder NSAR kann dagegen, wenn es das Befinden erlaubt, zumindest teilweise abgebaut werden.

Der Darm ist nicht bei der CP, aber bei anderen entzündlich-rheumatischen Erkrankungen eng an die Krankheitsentstehung geknüpft. Er stellt eine sehr wichtige Schranke gegen Fremdeiweiß dar. Wird diese Schranke z. B. bei Darminfekten »undicht«, können akute (reaktive) Gelenkentzündungen auftreten. Eine solche Durchlässigkeit der Darmbarriere könnte die Ursache von Nahrungsmittelallergien, in den meisten Fällen korrekter bezeichnet als

Nahrungsmittelunverträglichkeiten, sein und u. U. eine CP verschlechtern. Hier werden insbesondere Milch und Getreideprodukte genannt.

Unumstritten ist hingegen auch bei CP die dauerhafte Umstellung auf eine ausgewogene und gesunde Kost, wie sie z. B. die Vollwerternährung darstellt. In ihrer kalorienreduzierten Variante kann diese Ernährung auch bei Übergewicht eingesetzt werden. Sie hat ihren Schwerpunkt auf pflanzlicher Kost, wobei der Anteil an Fleisch, Wurst und Eiern deutlich reduziert ist (s. oben). Die Kost sollte jedoch nicht so weit eingeschränkt oder einseitig ausgerichtet werden, dass Mangelerscheinungen bzw. Unterernährung auftreten. Die größere Zahl der Patienten mit CP ist eher untergewichtig.

Eine langfristig streng vegetarische Kost birgt das Risiko zu geringer Zufuhr von Kalzium, Eisen und teilweise auch Eiweiß.

Ernährungsempfehlungen bei CP
- täglich Vollkornprodukte, Gemüse und Obst
- täglich Milch oder Milchprodukte (beides mit reduziertem Fettgehalt)
- 2mal/Woche ein Fleischgericht
- 2mal/Woche eine Fischmahlzeit
- reduzieren Sie tierische Fette
- verwenden Sie stattdessen pflanzliche Öle
- bauen Sie Übergewicht nur langsam ab
- besprechen sie eine Vitamin-/Mineralergänzung mit Ihrem Arzt; z. B. Vitamin E (etwa 1000 IE/Tag), Vitamin C und evtl. D, Kalzium
- wichtig: Genießen sie trotzdem Essen und Trinken, andernfalls muss Ihr Kostplan nochmals überdacht werden!

Komplementäre Heilmethoden

Komplementäre Therapien, Naturheilverfahren, »außerschulische« Verfahren, paramedizinische Methoden und viele andere Namen existieren für Heilwege, die wissenschaftlich nicht anerkannt sind und nur teilweise von den Krankenkassen erstattet werden. Die Diskussion um »alternative Therapien« ist für Befürworter und Ablehner gleichermaßen schwierig und oft unergiebig.

Schulmedizinische und außerschulische Ansätze sind nicht unbedingt Gegensätze, die Übergänge fließend. Letztendlich gilt der alte Spruch: Wer heilt, hat Recht.

Die wissenschaftliche (Schul-)Medizin fordert von einer empfehlenswerten Therapie, dass diese unabhängig vom Therapeuten, vom Ort und vom Zeitpunkt ihre Wirksamkeit beweisen kann. Die Wirkung muss deutlich über dem durchschnittlichen Effekt einer Scheintherapie (Placebo) liegen. Weiterhin muss je nach Gefährlichkeit der Erkrankung der Nutzen das Risiko deutlich übersteigen.

Im Folgenden kann – da es sonst den Umfang sprengen würde – nur auf einige häufig angewandte Verfahren eingegangen werden.

Akupunktur

Akupunktur ist vermutlich die älteste und am weitesten verbreitete Heilmethode der Welt. Die klassische oder Körper-Akupunktur hat sich über einen Zeitraum von mehr als tausend Jahren in China entwickelt. Die auf den »Meridianen« liegenden Punkte haben mit Therapiepunkten aus vielen anderen medizinischen Kulturen zahlreiche Gemeinsamkeiten. Die Ohrakupunktur hingegen wurde vor etwa 50 Jahren in Europa entwickelt und kam dann nach China. In Form eines auf den Kopf gestellten Embryos werden in der Ohrmuschel die Körperregionen abgebildet. Bei beiden Methoden werden nicht nur organbezogene Punkte genadelt, sondern auch Akupunkturpunkte, durch die das Allgemeinbefinden und seelische Störungen beeinflussbar sind.

Die Akupressur ist gleichsam die »kleine Schwester« der Akupunktur. Bei dieser Technik werden die Akupunkturpunkte durch Massage stimuliert. Dieses Verfahren kann auch zur Selbsthilfe durchgeführt werden.

Reflexzonen-massage

Die Reflexzonenmassage wird in Asien seit vielen Jahrhunderten als Therapie ausgeübt und ist seit einigen Jahrzehnten auch bei uns zu Ansehen gekommen. Das Wirkprinzip geht davon aus, dass jedes Körperteil und Organ an einem oder beiden Füßen einen Bezugspunkt hat. Über das vegetative Nervensystem und bioenergetische Ströme kann durch Fußsohlenmassage einer bestimmten Stelle das Bezugsorgan positiv beeinflusst werden.

Homöopathie

Die Homöopathie basiert auf der Ähnlichkeitsregel von Hahnemann. Entsprechend seinem Dogma, wird eine Krankheit mit Substanzen behandelt, die eine ähnliche Erkrankung auslösen können. Die Behandlung erfolgt allerdings mit extremen Verdünnungen der Substanz in Form von Tropfen oder Kügelchen.

Phytotherapie

Die Phytotherapie (Behandlung mit Pflanzen) war in den vergangenen Jahrhunderten die einzige Möglichkeit der medikamentösen Therapie. Wie sorgsam die Heilkräutergärten – meist in Klöstern – gepflegt wurden, zeigt uns noch heute manche Anlage, die durch ihre ausgewogene Symmetrie besticht.

An dieser Stelle sollen nur beispielhaft einige für entzündlich-rheumatische Erkrankungen brauchbare Heilpflanzen erwähnt werden. Ein entzündungshemmender Effekt konnte teilweise im Labor und im klinischen Einsatz nachgewiesen werden.

Zu diesen Pflanzen gehören:

Salizylhaltige Pflanzen:

- Salicis cortex (Weidenrinde)* mit dem Wirkstoff Salicylalkoholglykoside
- Violae tricoloris herba (Stiefmütterchenkraut) mit den Wirkstoffen Violotosid, Methylsalicylat
- Populi (Pappel) gemma, cortex, folium mit den Wirkstoffen Salicin, Salicortin, Tremulacin
- Primulae radix (Primel) mit den Wirkstoffen Primulaverin, Primverin

  *nur hier ist eine antientzündliche Wirkung vergleichbar mit NSAR erreichbar

Kortisonähnliche Wirkungen sind in folgenden Pflanzen (Auswahl) zu finden:

- Liquiritiae radix (Süßholz), Wirkstoff Glyzyrrhizin; Vorsicht bei Langzeitanwendung!
- Boswelliae serratae olebanum (Weihrauch), Wirkstoff u. a. Boswelliasäuren
- Byroniae radix (Zaunrübe) mit den Wirkstoffen Saponine, Cucurbitacine

Weitere »antirheumatische« Wirkstoffe wie Iridoide u. Sesquiterpenlaktone sind in folgenden Pflanzen enthalten:

Ein großer Vorzug der Reflexzonenmassage ist, dass sie sich zur Eigenbehandlung eignet.

61

- Harpagophyti radix (Teufelskrallen-wurzel) mit Wirkstoff Harpagosid u. a.
- Arnicae flos (Arnikablüten) mit den Wirkstoffen Sesquiterpenlaktonen

Als Arzneimittelkombination sind im Handel:
- Zitterpappel, Goldrutenkraut und Eschenrinde (Phytodolor®)
- Brennnesselextrakt (Rheuma-Hek®)
- Teufelskralle (Dolo-Arthrodynat®)
- Indischer Weihrauch (H15®, Salla-ki®) muss vom Arzt verschrieben und kann dann über Apotheken oder Pharmaimporteure bezogen werden.
- Johanniskrautpräparate bei leichter depressiver Symptomatik

Alle genannten Präparate sind nicht in dem Maße wie die unter »Medika-mentöse Therapie« genannten geprüft, ein Einfluss auf den grundsätzlichen Verlauf der Erkrankung ist nicht nach-gewiesen, die Wirkung ist bei fast allen genannten Substanzen relativ gering.

> Bei der unterstützenden komplementären Therapie darf bei einer aktiven fortschreitenden entzündlich-rheumatischen Erkrankung keinesfalls eine Basistherapie abgesetzt oder in ihrem Beginn verzögert werden.

Rehabilitation

Juristische Grundlage für die Rehabilitation ist das Gesetz über die Angleichung der Leistungen zur Rehabilitation vom 7. August 1974 mit dem Ziel, »körperlich, geistig oder seelisch Behinderte möglichst auf Dauer in Arbeit, Beruf und Gesellschaft einzugliedern, wobei bereits Behinderte denjenigen gleichgesetzt werden, denen eine Behinderung droht«.

Unterschieden werden Leistungen zur medizinischen, sozialen und beruflichen Rehabilitation.

Medizinische Rehabilitation

Die medizinische Rehabilitation ist eine sehr bewährte Form, Patienten mit Funktionsstörungen bei CP intensiv, ganzheitlich und gezielt zu behandeln.

In beiden Fällen erfordert die Rehabilitationsbehandlung der CP:

(modifiziert nach den Empfehlungen des Reg. Koop. Rheumazentrums Hannover e.V.)

• ein interdisziplinär arbeitendes ärztliches Team: Internist, Orthopäde, Rheumatologe, Physikalische u. Rehabilitative Medizin
• Physiotherapeuten, Ergotherapeuten, Sporttherapeuten, Diplom-Psychologen, Diplom-Sozialarbeiter, Diätassistenten, Krankenschwestern
• behindertengerechte Ausstattung der Einrichtung und für die Fachtherapeuten entsprechende räumliche Ausstattung einschließlich Bewegungsbad
• internistische Basisdiagnostik, Allgemein- und Rheuma-Labor, Röntgen und Sonographie, Möglichkeit des Heranziehens weiterer Fachärzte im Bedarfsfall

Die teilstationäre Behandlung sollte nicht viel weniger an Therapie anbieten als das stationäre Verfahren. Sie muss in der Nähe des Wohnortes durchgeführt werden, was in der Regel nur im Bereich oder nahen Umfeld großer Städte möglich sein wird. Zudem muss der Gesundheits- und Kräftezustand die täglichen Fahrten und die Versorgung zu Hause ermöglichen.

Die stationäre Rehabilitation in einer Rehabilitations- oder Fachklinik ist hingegen bei aktiven und schweren Krankheitsverläufen und bei neu diagnostizierten Erkrankungen sinnvoll. Angezeigt ist sie auch, wenn zusätzlich Erschöpfung eine Befreiung von den Alltagsverrichtungen oder Abstand vom häuslichen Umfeld erfordert.

Neben der regulären Rehabilitationsmaßnahme durch die Rentenversicherung oder die Krankenkasse gibt es noch die so genannte Anschlussheilbehandlung (AHB) oder Anschlussrehabilitationsbehandlung (ARB), die im Anschluss an einen Akutkrankenhausauf-

Die Rehabilitation kann entweder stationär oder teilstationär erfolgen.

enthalt stattfinden kann. Dies ist allerdings nur bei bestimmten Erkrankungen, zu denen die CP und verwandte Formen gehören, bzw. nach rheumachirurgischen Eingriffen möglich.

Eine medizinische Rehabilitation, sei es teilstationär oder stationär, sollte in jedem Fall folgende Inhalte haben:

- Diagnostik, um die Aktivität und das Stadium der CP sowie Begleiterkrankungen und Komplikationen zu erfassen
- gezielte und umfassende krankengymnastische und weitere physikalische Therapiemaßnahmen (auch Kältekammer, Muskelaufbautraining) nach gemeinsam mit dem Patienten festgelegten Therapiezielen
- Funktionstraining, Gelenkschutztraining und Beratung durch Ergotherapeuten
- intensive Information des Patienten über seine Erkrankung, wenn möglich Patientenschulung
- Überprüfung bzw. Optimierung des Behandlungskonzeptes
- Psychosoziale Beratung, Muskelentspannungstraining, bei Bedarf Einzelgespräche
- sozialmedizinische Beurteilung, bei Bedarf Empfehlung berufsfördernder Maßnahmen
- ausführlicher Rehabilitationsbericht mit Nachsorgeplanung, Verweis auf Rheuma-Liga

In der Regel sollte der Abstand zwischen zwei Rehabilitationsleistungen vier Jahre betragen, jedoch kann dieser verkürzt werden, wenn es »aus gesundheitlichen Gründen dringend erforderlich« ist.

Voraussetzung für eine Reha-Maßnahme

Bevor eine stationäre oder teilstationäre Rehabilitationsmaßnahme genehmigt wird, muss der Hausarzt in einem kurzen Attest bescheinigen, dass eine CP mit entsprechender Aktivität vorliegt. Zudem müssen die physikalischen und medikamentösen ambulanten Therapiemaßnahmen ausgeschöpft sein. Besondere Dringlichkeit ist gegeben, wenn wiederholte oder längere Arbeitsunfähigkeit besteht, besondere Begleiterkrankungen vorliegen und die Erkrankung mit deutlicher Erschöpfung verbunden ist. Zusätzlich muss das rheumatische Leiden Aussicht auf Besserung bieten.

Keine Zuzahlung ist zu leisten bei:

- teilstationärer Rehabilitation einschließlich AHB
- Kinderheilbehandlungen
- bei Heilbehandlung bis zum 18. Lebensjahr
- bei einem monatlichen Nettoeinkommen bis DM 1.792,-- (Stand 2000) für Alleinstehende
- bei Empfängern von Sozialhilfe, Übergangsgeld, Arbeitslosenhilfe oder Ausbildungsförderung

Da sich die Bestimmungen in letzter Zeit immer wieder geändert haben, sollten die aktuellen Anforderungen bei der Antragstellung vom Rentenversicherungsträger bzw. der gesetzlichen Krankenversicherung stets erfragt werden.

Die Zuzahlung beträgt derzeit maximal DM 17,-- pro Tag (DM 14,-- in den neuen Bundesländern). Bei niedrigen Einkünften können direkt mit dem Antrag Ermäßigungen beantragt werden. Bei AHB betragen die Zuzahlungen maximal DM 17,-- pro Tag, sofern die Dauer des Krankenhausaufenthaltes innerhalb des Kalenderjahres nicht schon 14 Tage umfasst hat.

Berufliche Rehabilitation

Berufsfördernde Maßnahmen über die Rentenversicherungsträger umfassen:

- Hilfen zur Erhaltung oder Erlangung eines Arbeitsplatzes, einschließlich Leistungen zur Förderung der Arbeitsaufnahme und Eingliederungshilfen an die Arbeitgeber
- Berufsfindung und Arbeitserprobung, Berufsvorbereitung sowie wegen Behinderung erforderliche Berufsausbildung. Die Maßnahmen finden in Zusammenarbeit mit dem zuständigen Arbeitsamt statt.
- berufliche Anpassung, Fortbildung, Ausbildung und Umschulung
- sonstige Hilfen der Arbeits- und Berufsförderung

Das soziale Netz

Die wichtigste und umfassendste Hilfe für chronisch Kranke erfolgt über die medizinischen Leistungen der gesetzlichen Krankenkassen. Weiterhin zahlt sie das Krankengeld bei Arbeitsunfähigkeit wegen derselben Erkrankung, das auf 78 Wochen (innerhalb von drei Jahren) begrenzt ist.

Ist es zu mehrmonatigen Krankschreibungen gekommen, kann das Verfahren des »stufenweisen Wiedereinstiegs« in die Arbeit empfohlen werden. Hierbei wird die Arbeit erst zu einem Teil aufgenommen, sodass eine langsame Adaptation an die frühere Leistung erfolgt. Zudem bleibt noch Zeit für parallel laufende Therapien.

Am Arbeitsplatz kommt es durch Leistungseinbußen und Funktionsdefizite nicht selten zu Problemen. Hier ist es dringend notwendig, frühzeitig die Ausstattung und Einrichtung des Arbeitsplatzes durch Arbeitshilfen zu verbessern.

Frühberentung

Kommt es aufgrund der Erkrankung zu einer schweren Leistungsminderung, so sind nach Ausschöpfung aller medizinischen und beruflichen Rehabilitationsmaßnahmen die Gewährung einer Frührente wegen Berufsunfähigkeit bzw. Erwerbsunfähigkeit gemäß dem SGB VI möglich.

Die EU-Rente (Erwerbsunfähigkeitsrente) kommt erst bei einem unter zwei Stunden reduzierten Leistungsvermögen zum Ansatz. Sie wird grundsätzlich als Vollrente berechnet, die jedoch bei jüngeren Versicherten lediglich bis zum 55. Lebensjahr hochgerechnet wird. Sie ist geringfügig niedriger als eine normale Altersrente. Im Rahmen der geplanten Rentenreform soll die EU-Rente zweistufig werden. Damit erhält die volle Rente nur, wer weniger als 3 Stunden arbeiten kann. Wer noch sechs und mehr Stunden arbeiten kann, bekommt keine Rente und bei Leistungsfähigkeit zwischen drei und sechs Stunden ist eine halbe Rente geplant. Das hätte den großen Vorteil, dass nicht wie bisher nach dem »Alles-oder-Nichts-Gesetz« entschieden wird, sondern dass bei deutlich eingeschränkter Leistungsfähigkeit der Verbleib im Beruf mit reduzierter Arbeitszeit möglich und die finanzielle Einbuße größtenteils durch die Teilrente gedeckt ist.

Berufsunfähigkeit

Berufsunfähig ist, wer wegen Krankheit oder Behinderung weder in seinem Hauptberuf noch einem zumutbaren Verweisungsberuf halbtags arbeiten kann oder weniger als die Hälfte als Berufstätige mit ähnlichen Ausbildungen verdient. Diese immer weniger angewandte Rente soll mit der Rentenreform abgeschafft werden.

Die Pflege-versicherung

Die Pflegeversicherung existiert seit dem 01.07.96 und ist für Mitglieder der gesetzlichen Krankenversicherung unter deren Dach angesiedelt.

Die Pflegebedürftigkeit ist zu unterscheiden von den Leistungen der gesetzlichen Krankenversicherung bei akuter Krankheit. Hier kann die häusliche Krankenpflege (Grund- und Behandlungspflege) sowie hauswirtschaftliche Versorgung bis zu vier Wochen pro Krankheitsfall beantragt werden.

Die Pflegebedürftigkeit wird unterschieden in

- erheblich pflegebedüftig (Stufe I), wenn täglich wenigstens zwei Verrichtungen der Grundpflege (Körperpflege, Ernährung, Mobilität) erforderlich sind. Mindestzeitaufwand 90 Minuten, 45 Minuten davon Grundpflege
- schwer pflegebedürftig (Stufe II), wenn dreimal täglich Hilfe zu verschiedenen Tageszeiten notwendig erscheint. Mindestzeitaufwand drei Stunden, mindestens zwei Stunden Grundpflege
- schwerstpflegebedürftig (Stufe III), Mithilfebedarf rund um die Uhr, auch nachts. Mindestzeitaufwand fünf Stunden, davon vier Stunden Grundpflege.

Die Leistungen können als Sachleistungen (Pflegeeinsätze) oder Pflegegeld erbracht werden. Eine Kombination Sachleistung/Pflegegeld ist möglich.

Weiterhin werden Pflegevertretungen für die Pflegeperson bis zu vier Wochen im Jahr gewährt sowie Zuschüsse zu Pflegehilfsmitteln, technischen Hilfen im Haushalt und Verbesserungen des individuellen Wohnumfeldes (z. B. Rollstuhlrampe).

Wenn die häusliche Pflege nicht ausreichend sichergestellt werden kann, besteht Anspruch auf teilstationäre Pflege mit Höchstsätzen nach Pflegestufe. Wenn häusliche und teilstationäre Pflege nicht möglich sind, übernimmt die Pflegekasse je nach Pflegestufe einen Teilbetrag der Kosten des Pflegeheims.

Pflegepersonen erzielen Rentenanwartschaften, wenn sie Pflegebedürftige zu Hause unentgeltlich betreuen. Die Beiträge für die Rentenversicherung zahlt die Pflegekasse. Während der Pflege besteht die gesetzliche Unfallversicherung.

Schwerbehinderung

Schwerbehinderte sind nach dem Gesetz Personen mit einem Grad der Behinderung (GdB) von wenigstens 50 %. Die Behinderung muss mehr als sechs Monate vorhanden sein. Bei einem Grad der Behinderung von wenigstens 30 % kann der Behinderte beim Arbeitsamt eine so genannte Gleichstellung beantragen, wenn in Folge der Be-

Pflegebedürftig sind Personen, die wegen körperlicher, geistiger oder seelischer Krankheit bzw. Behinderung Hilfe für gewöhnliche und regelmäßig wiederkehrende Verrichtungen des täglichen Lebens benötigen.

hinderung ohne die Gleichstellung ein geeigneter Arbeitsplatz nicht erlangt oder behalten werden kann. Mit der Gleichstellung bestehen Rechte eines Schwerbehinderten beim Kündigungsschutz.

Der Antrag beim Versorgungsamt ist formlos und führt zur Zusendung des amtlichen Antragsformulars. Nach dem Eingang beim zuständigen Versorgungsamt werden von dort Berichte von Ärzten und Krankenhäusern angefordert, auf die der Antragsteller verwiesen hat.

Bei schweren Behinderungen können auch so genannte Merkzeichen zuerkannt werden, die auf Gehbehinderung oder die Notwendigkeit ständiger Begleitung hinweisen. Als Nachteilsausgleich werden je nach Schwere der Behinderung steuerliche Erleichterungen, Kfz-Steuer-Ermäßigungen, Freifahrten mit öffentlichen Verkehrsmitteln, Parkerleichterungen und andere Leistungen gewährt.

Steuererleichterungen im Zusammenhang mit der Erkrankung

Auch ohne Schwerbehinderung können chronisch Kranke gegebenenfalls außergewöhnliche Belastungen beim Lohnsteuer-Jahresausgleich bzw. der Einkommenssteuererklärung geltend machen. Hierbei wird immer eine zumutbare Eigenbelastung angenommen, die sich nach dem Einkommen und der Größe der Familie richtet. Um diese Eigenbelastung zu übersteigen, sollten alle Rechnungen über Zahlungen bzw. Zuzahlungen für Brillen, Zahnersatz, Zahnspangen, Rezeptgebühren, Arznei- und Hilfsmittel, die von der Krankenkasse nicht übernommen wurden, Massagen und Krankengymnastik, Heilpraktiker-Rechnungen, Krankenhaus- oder Rehamaßnahmen, Fahrtkosten zum Arzt, Masseur oder Apotheke eingereicht werden.

Übersteigt die jährliche persönliche Belastung durch Zuzahlungen und Eigenbeteiligung 1 % der jährlichen Bruttoeinnahmen, dann tritt unabhängig vom Einkommen eine totale Befreiung von Zuzahlungen und Eigenanteilen bei der gesetzlichen Krankenkasse in Kraft.

Weiterführende Adressen

Hilfe zur Selbsthilfe – das Netzwerk der Deutschen Rheuma-Liga

Für viele Betroffene ist es besonders hilfreich, Menschen zu treffen, die an der gleichen Erkrankung leiden, und sich mit ihnen auszutauschen. Deren Erfahrungen und Empfehlungen für den Umgang mit der Erkrankung werden meist besser akzeptiert als die gut gemeinten Ratschläge Nicht-Betroffener. Selbsthilfegruppen ermöglichen ihren Mitgliedern, sich im gemeinsamen Gespräch mit ihrer persönlichen Situation auseinanderzusetzen, eigene Kräfte und Fähigkeiten zu mobilisieren und weiterzuentwickeln sowie Probleme besser zu lösen.

Patienten mit CP finden sich in der Deutschen Rheuma-Liga zusammen, die in allen Bundesländern mit eigenen Landesverbänden vertreten ist. Mit mehr als 220 000 Mitgliedern in Deutschland verfügen rheumakranke Menschen mit der Rheuma-Liga über die größte Hilfs- und Selbsthilfegemeinschaft im Gesundheitsbereich. Spezielle Arbeitskreise und Ansprechpartner auf Landesebene gibt es u. a. auch für junge Rheumatiker, die eigene Clubs gegründet haben, für Eltern rheumakranker Kinder und für Mitglieder, die an Osteoporose leiden.

Die Deutsche Rheuma-Liga hat in den letzten Jahren in Ergänzung zu dem »Patientenschulungsprogramm chronische Polyarthritis« ein weiterführendes Programm »Alltagsbewältigung und Lebensperspektiven« entwickelt, das sich an alle Menschen richtet, die auf Dauer mit Rheuma leben müssen. Als Teil des umfangreichen Seminarangebotes der Selbsthilfeorganisation bringt dieses Schulungsprogramm den Teilnehmern in sechs Seminarblöcken nahe, wie sie im familiären und beruflichen Alltag trotz Schmerzen und Behinderung besser zurechtkommen.

Zum Selbsthilfenetzwerk der Deutschen Rheuma-Liga gehören auch fachliche Hilfen wie
- Bewegungstherapie
- ergotherapeutische Behandlung und Schmerzbewältigungskurse
- sozialrechtliche Beratung und Vermittlung von Pflegediensten

Selbsthilfe wie
- persönliche Beratung
- Selbsterfahrungsgruppen

- Elternkreise und Treffen für junge Rheumatiker
- Kreativgruppen
- Ausflüge und gesellige Veranstaltungen

Information und Aufklärung wie
- die Zeitschrift *mobil*
- Bücher, Broschüren, Audio- und Video-Kassetten
- Merkblätter zu zahlreichen Erkrankungen und Themen
- Patientenseminare, Informationsveranstaltungen teilweise auch in Kooperation mit anderen Organisationen
- das Internet unter www.rheuma-liga.de

Der Deutschen Rheuma-Liga sind bundesweit über 850 örtliche Gruppen angeschlossen.

Deutsche Rheuma-Liga Bundesverband e. V.
Maximilianstr. 14, 53111 Bonn
Tel. 0228-76606-0,
Fax 0228-76606-20
Info-Telefon: 0228/7667080
bv@rheuma-liga.de;
www.rheuma-liga.de

Elternkreise rheumakranker Kinder und Jugendlicher,
Clubs Junger Rheumatiker,
Ansprechpartner für Fibromyalgiebetroffene,
Osteoporosegruppen,

Arbeitskreis Vaskulitis, Arbeitskreis Lupus Erythermatodes:
Auskünfte beim Bundesverband und bei den Landesverbänden

Rheuma-Liga Baden-Württemberg e. V.
Kaiserstr. 18, 76646 Bruchsal
Tel. 07251-9162-0,
Fax 07251-9162-62
Rheuma-Liga BW@t-online.de

Deutsche Rheuma-Liga Bayern e. V.
Fürstenrieder Str. 90, 80686 München
Tel. 089-54614890,
Fax 089-54614895
DRL.LV-Bayern@t-online.de

Deutsche Rheuma-Liga Berlin e. V. ZIRP – Zentr. f. Integr., Rehab. u. Prävention
Schützenstr. 52, 12165 Berlin
Tel. 030-8054016,
Fax 030-8056293
zirp@rheuma-liga-berlin.de

Deutsche Rheuma-Liga Brandenburg e. V.
Friedrich-Ludwig-Jahn-Str. 19,
03044 Cottbus
Tel. 0355-78097-0
(über Zentrale der AOK)
Fax 0355-78097-351

Deutsche Rheuma-Liga Bremen e. V.
Jakobistr. 22
(i. H. d. AOK Bremen/Bremerhaven)
28195 Bremen

Tel. 0421-1761429,
Fax 0421-1761587
rheuma-liga.hb@t-online.de

Deutsche Rheuma-Liga Hamburg e. V.
Friedrichsbergerstr. 60, Hs. 21,
22081 Hamburg
Tel. 040-2005170,
Fax 040-2005010

Deutsche Rheuma-Liga Hessen e. V.
Elektronstr. 12 a,
65933 Frankfurt/M.
Tel. 069-357414,
Fax 069-35353523
Rheuma-Liga.Hessen@t-online.de
www.hessen.rheuma-liga.de

**Deutsche Rheuma-Liga
Mecklenburg-Vorpommern e. V.**
»Gemeinsames Haus« Rostock,
Henrik-Ibsen-Str. 20
18106 Rostock
Tel. 0381-7696807,
Fax 0381-7696808
rheuma-liga-mv@t-online.de

Rheuma-Liga Niedersachsen e. V.
Kurt-Schumacher-Str. 14,
30159 Hannover
Tel. 0511-13374,
Fax 0511-15984
Rheuma-Liga.Nds@t-online.de

**Deutsche Rheuma-Liga
Nordrhein-Westfalen e. V.**
III. Hagen 37,
45127 Essen

Tel. 0201-827970,
Fax 0201-8279727
DRL.NRW@t-online.de

**Deutsche Rheuma-Liga
Rheinland-Pfalz e. V.**
Kurhausstr. 5,
55543 Bad Kreuznach
Tel. 0671-834044,
Fax 0671-8340460
rp@rheuma-liga.de
www.rheuma-liga.-rp.de

Deutsche Rheuma-Liga Saar e. V.
Schmollerstr. 2 b,
66111 Saarbrücken
Tel. 0681-33271,
Fax 0681-33284
DRL.SAAR@t-online.de

Deutsche Rheuma-Liga Sachsen e. V.
Willmar-Schwabe-Str. 2–4,
04109 Leipzig
Tel. 0341-121141950,
0341-121141951
Fax 0341-121141959

**Deutsche Rheuma-Liga
Sachsen-Anhalt e. V.**
Wolfgang-Borchert-Str. 75–77
06126 Halle
Tel. 0345-6951515,
Fax 0345-6951515
rheusaanh@aol.com

Weiterführende Adressen

Deutsche Rheuma-Liga
Schleswig-Holstein e. V.
Melanchthonstr. 31, 24114 Kiel
Tel. 0431-53549-0,
Fax 0431-535549-10
info@resh.de

Deutsche Rheuma-Liga
Thüringen e. V.
Rauberg 1, 07407 Uhlstädt-Weißen
Tel. 036742-61, -62
Fax 036742/ 67363

Deutsche Vereinigung Morbus
Bechterew e. V.
Metzgergasse 16, 97421 Schweinfurt
Tel. 09721-22033, Fax 09721-22955
dvmb@talknet.de

Lupus Erythematodes
Selbsthilfegemeinschaft e. V.
Döppersberg 20, 42103 Wuppertal
Tel. 0202-4968797,
Fax. 0202-4968798
lupus@rheumanet.org

Sklerodermie Selbsthilfe e. V.
Friedhofstr. 16, 74076 Heilbronn
Tel. 07131-161656,
Fax 07131-161657
shgsklero@aol.com

Schweizer Rheuma-Liga,
Reuggerstraße 71, 8038 Zürich
Tel. 01/4825600

Österreichische Rheuma-Liga
Dr.-Böhringer-Str. 5-11 1120 Wien
Tel. 01/8691944

Regionale Rheumazentren

In den vergangenen Jahren haben sich in Deutschland – anfangs unterstützt vom Bundesministerium für Gesundheit – regionale Rheumazentren gebildet, die sich intensiv um eine Verbesserung der Struktur für die Versorgung von Rheumakranken und eine Früherkennung rheumatischer Erkrankungen bemühen. Heute sind die Rheumazentren meist eingetragene Vereine, die sich durch Mitgliedsbeiträge und Spenden finanzieren. Sie bestehen vor allem aus den Mitglieder von Fachabteilungen einer Universität, Mitgliedern aus Krankenhäusern und Rehabilitationskliniken der Region und niedergelassenen internistischen sowie orthopädischen Rheumatologen. In den Zentren sind weiterhin Therapeuten aller Fachrichtungen, insbesondere Physiotherapeuten, Ergotherapeuten und Psychologen angesiedelt, teilweise auch Forschungsinstitute.

Mit der Rheumadokumentation wurde erstmals ein flächendeckender Überblick über die Versorgung Rheumakranker erreicht. Die Rheumaforschung bekam neue Impulse, Leitlinien zur Therapie und Diagnostik wurden erstellt. Gemeinsames Ziel ist die umfassende, wohnortnahe Langzeitversorgung. Weiterhin sind die Zentren Initiator von Fortbildungen für Ärzte, Therapeuten und Patienten. Meistens wird jährlich eine großes gemeinsames Symposion durchgeführt. Die Rheumazentren dienen auch als zentrale Auskunftsstelle für niedergelassene Ärzte, Therapeuten und Patienten (Rheumatelefon).

Inzwischen wurden neue Rheumapässe entwickelt, in denen außer den verschiedenen medikamentösen und operativen Therapien auch Röntgen- und Labordaten sowie stationäre Aufenthalte und Nachsorgeempfehlungen festgehalten werden können.

Anschriften der Rheumazentren:

Aachen Rheumaklinik -
  Tel. 0241/60 96 42 01
(Bad Buchau) Südwürttemberg - c/o
  Federseeklinik -
  Tel. 07582/8 00 14 75
(Bad Kreuznach) Rheinland-Pfalz c/o
  Klinik für Rheumakranke -
  Tel. 067/93 22 71
Berlin c/o Klinikum Benjamin Franklin
  der FU - Tel. 030/8445 41 49
Bielefeld c/o Ev. Johannes-Krankenhaus - Tel. 0521/801 4350
Dresden c/o Med.Klinik III u. Med.
  Poliklinik der Uni -
  Tel. 0351/458 3100
Düsseldorf c/o Heinrich-Heine-Univ.,
  MNR-Klinik - Tel. 0211/811 78 17
Erlangen c/o Orthopädische Uniklinik
  St. Marien - Tel. 09131/82 23 05
(Essen) Westliches Ruhrgebiet c/o
  Kath. Krankenhaus St. Josef -
  Tel. 0201/8408 305

(Frankfurt/M) Rhein-Main c/o Med.
Klinik III der Univ. -
Tel. 069/67 05 390

(Freiburg) Südbaden c/o Klinikum der
Albert-Ludwig-Univ. -
Tel. 0761/270 34 48

Gießen/Bad Nauheim c/o Klinik für
Rheumatologie -
Tel. 06032/80 81 83

Greifswald c/o Medizin. Klinik der
Ernst-Moritz-Arndt-Univ. -
Tel. 03834/86 70 51

Hannover c/o Medizin.Hochschule,
Abt. Rheumatologie -
Tel. 0511/532 6400

Heidelberg c/o Orthop. Universitäts-
klinik - Tel. 06221/96 9206

Homburg/Saarland c/o Med. Univ.
Klinik I - Tel. 0684/16 30 02

Jena c/o Klinik für Innere Medizin IV
der Uni - Tel. 0364/639 628

Kiel/Damp/Rendsburg c/o 2. Med.
Klinik der Univ. -
Tel. 0431/1697 852

Leipzig c/o Med.Klinik u. Poliklinik IV
der Uni - Tel. 0341/9724 930

Lübeck c/o Rheumaklinik Bad
Bramstedt - Tel. 0451/500 2368

Magdeburg c/o Rheumaklinik 39245
Vogelsang-Gommern -
Tel. 039200/67 314

München c/o Med. Poliklinik der
LMU - Tel. 089/51 60 35

Münster c/o Med. Klinik u. Poliklinik
B der Univ. - Tel. 0251/835 75 62

Regensburg c/o Innere Medizin I der
Univ. - Tel. 0941/944 70 17

Rostock c/o Klinikum Rostock-
Südstadt - Tel. 0381/440 1203

Ratgeber

- Mein Kind hat Rheuma – Was kann ich tun? Elternratgeber bei juveniler chronischer Arthritis. (Hrsg. Deutsche Rheuma-Liga)
- »Der rote Faden«: Informationen für Senioren, kostenlos über BM für Familie, 53107 Bonn.
- »Hilfe und Pflege im Alter zu Hause«: Anzufordern beim Kuratorium deutsche Altershilfe, An der Paulskirche 3, 50677 Köln gegen DM 3,-- in Briefmarken.
- »Die Pflegeversicherung« vom BM für Gesundheit unter Telefon 02225/926144
- »Die Pflegeversicherung – Information und Tipps für Betroffene und Pflegepersonen« bei den örtlichen Verbraucherberatungen gegen Schutzgebühr von DM 14,--.

Ergotherapeutische Hilfsmittel

Fa. Meyra
Ring 2,
32689 Kalletal-Kalledorf

Fa. Thomashilfen
Walkmühlenstraße 1,
27432 Bremervörde

Rheumashop
Bruchstr. 48,
67098 Bad Dürkheim

Patientenschulungen
Auskünfte: Kontaktbüro »Patientenschulungen in der Rheumatologie« c/o PCM, Wormserstr. 81,
55276 Oppenheim.
Tel 06133/2022

Register

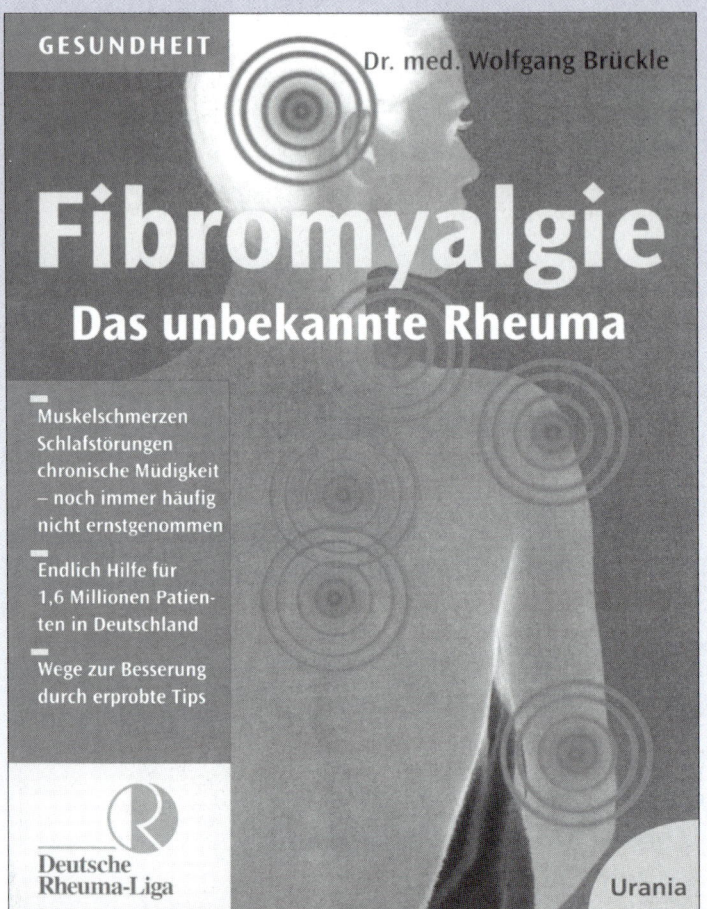

Dr. med. Wolfgang Brückle

Fibromyalgie
Das unbekannte Rheuma

64 Seiten,
14 Abbildungen und Grafiken, zweifarbig
16 x 21 cm
Broschur
DM 14,90 öS 109,– sFr 14,90
ISBN 3-332-00613-4

Urania

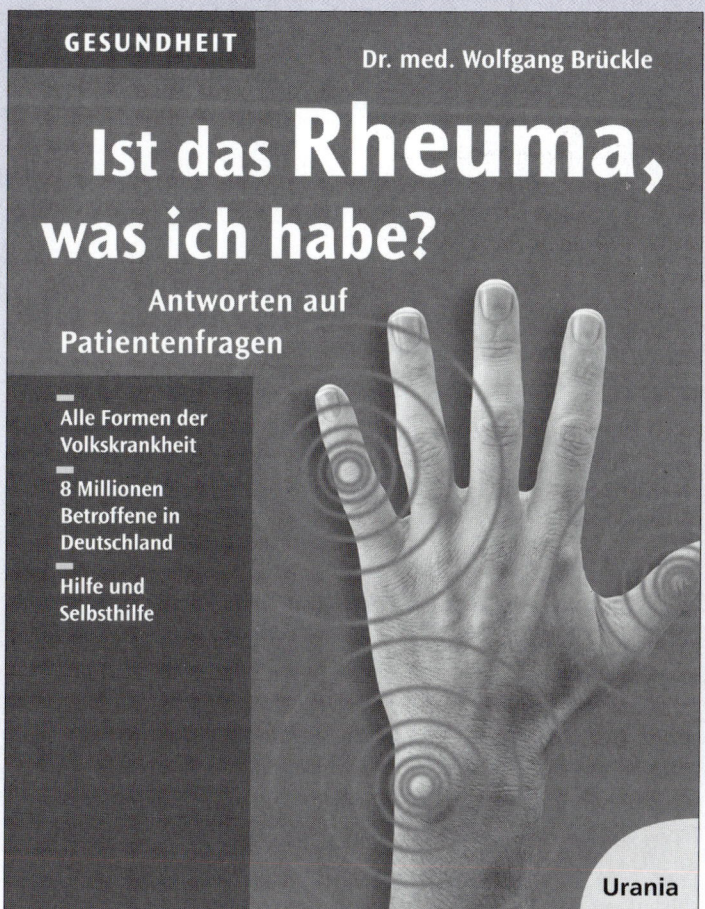

Dr. med. Wolfgang Brückle

Ist das Rheuma, was ich habe?

Antworten auf Patientenfragen

128 Seiten
24 s/w-Abbildungen
16 x 21 cm
Broschur
DM 19,90 öS 145,– sFr 19,90
ISBN 3-332-01013-1

Urania

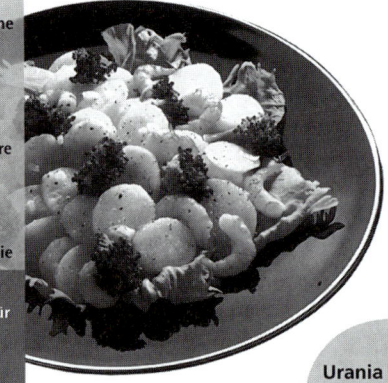

DIE GESUNDE
ERNÄHRUNG

Prof. Dr. Gerhard Wessel
Sonja Carlsson

Die erfolgreiche
Rheuma-und
Gicht-Diät
für niedrige Harnsäurewerte

- Leicht verständliche Darstellung des rheumatischen Formenkreises

- Die wichtigsten Symptome und ihre Behandlungsmöglichkeiten

- Die bewährte Ernährungstherapie

Mit 7-Tage-Ernährungsplan für Rheumatiker

Urania

Prof. Dr. med. G. Wessel
Sonja Carlsson

Die erfolgreiche Rheuma- und Gicht-Diät für niedrige Harnsäurewerte

64 Seiten
16 x 20 cm · Broschur
DM 14,90 öS 109,– sFr 14,90
ISBN 3-332-00590-1

Urania